続・がんは誰が治すのか

治るがんの　愛と運の法則

～松野博士のがん治癒とその「プロトコール」

松野哲也

本書を『「がん呪縛」を解く』の著者・稲田芳弘先生の霊に捧げます。

目次

再び、がんは誰が治すのか

プロローグ

私のところへはがんで苦しんでいらっしゃる方のご家族あるいはご本人、場合によっては知人の方からの問い合わせがよくきます。ブログを見られて連絡してこられる方も多いようです。

メールでのお返事では一方向性ですし、多くの方にお返事することは不可能です。ですから電話番号をお聞きして、アメリカからであれ、こちらから掛けてお話しするようにしています。これは私のライフワークとして無償で行ってきました。

今少し前にお話しした方は、前立腺がんは手術で除去。膀胱がんも膀胱全摘。それなのに身体のあちらこちらに転移・再発が起こり、目下抗がん剤治療中。

次にお話しした女性は大腸がんで横行結腸の摘出後に再発が起こり、やはり抗がん剤治療中とのことでした。

そこで、これまで出版してきたものに加えて、さらにがんの本体が捉えやすくなり、またどのように対処したらよいかもできるだけ分かりやすく解説した本書を著すことにしました。

私は生化学者として、がんの基礎医学的研究を行い、ある種のがん（肝臓がん）では生体エネルギー（ＡＴＰ：アデノシン三リン酸）産生機構に偏りがあり、動物種によらず（ヒトでもいろいろな動物でもすべて）ミトコンドリア内の生体エネルギーを作る代謝経路が一ヵ所だけ正常細胞と違っていることを見つけました。そこで、その経路を阻害する抗がん物質の探索を行っているうちに、殺がん細胞活性を示す様々な植物由来成分を見出したのです。それらを医薬品として開発しようとアメリカに永住しました。

ところが、長年の自己不全感、あげくの果ては絶望によるものと思われますが、肝臓にも転移がある進行性のＳ字結腸（大腸）がんを発症することになってしまったのです。

私は現代医療が提示する手術や化学療法（抗がん剤治療）を拒否し、自らを実験台にして治癒を模索することにしました。

それから既に19年。私にがんの兆候はありません。検査はしていませんが…。がんは治ったと、ある体験をした時、確信したことがありましたが、それは本当だったようです。私はがんを治す（あとでお話しますが、正確に言えば、がんは治るべくして治るものであり、治すものではないのです）方法を見つけたのでした。

ともかく、私はがんの治癒について、難しい表現を使えば暫定的な仮説を得、それを現在に至るまで検証してきたと言えましょう。

10年ほど前から、私はこのことを本に書いたりもしてきました。しかし、講演を行ったことはありませんでした。初めて札幌で講演会なるものを設定し、私の本を見られてスライドまで作ってくださったのが稲田先生だったのです。私が講演をしたのではありません。情けないことに私は彼の話に同調し、ただ彼の質問に答えただけだったのでした。

日本に一時帰国していた私はすぐさま大型電気店のパソコン教室に駆け込み、レッスンを受けるのではなく、その場でパワーポイントを使ったスライドの作り方を教わったのです。そのヴァージョンは英文のものを含め既に17を超え、今日に至っています。もっとも私はアメリカ国内ではリクエストがあっても日本語でしか講演を行いません。一般に知られるようになると問題が生じる懸念があるからです。

当初、私は、本書の執筆にあたって稲田芳弘先生の『「がん呪縛」を解く』の続編になるようなものを…という漠然とした思いがありました。

同書の著者は、現代の対症療法を行う医療に頼ることなく、がんに対処する方法をジャーナリストの立場から多くの方々に提示・紹介されました。ご自身の問題は顧みられることがないほど忙しく。そして志半ばでお亡くなりになられたのです。

こうした思いの私に、稲田さんの奥様の稲田陽子さんから「先生が十年以上前に書かれた『がんは誰が治すのか』の続編を書かれても面白いのでは…」というお話があり、本書の発行に繋がっていきました。

前置きが長くなりました。それでは本題に入り、がんの治癒ということについて皆様とご一緒に考察することにしましょう。

がん治癒は奇跡なのか？

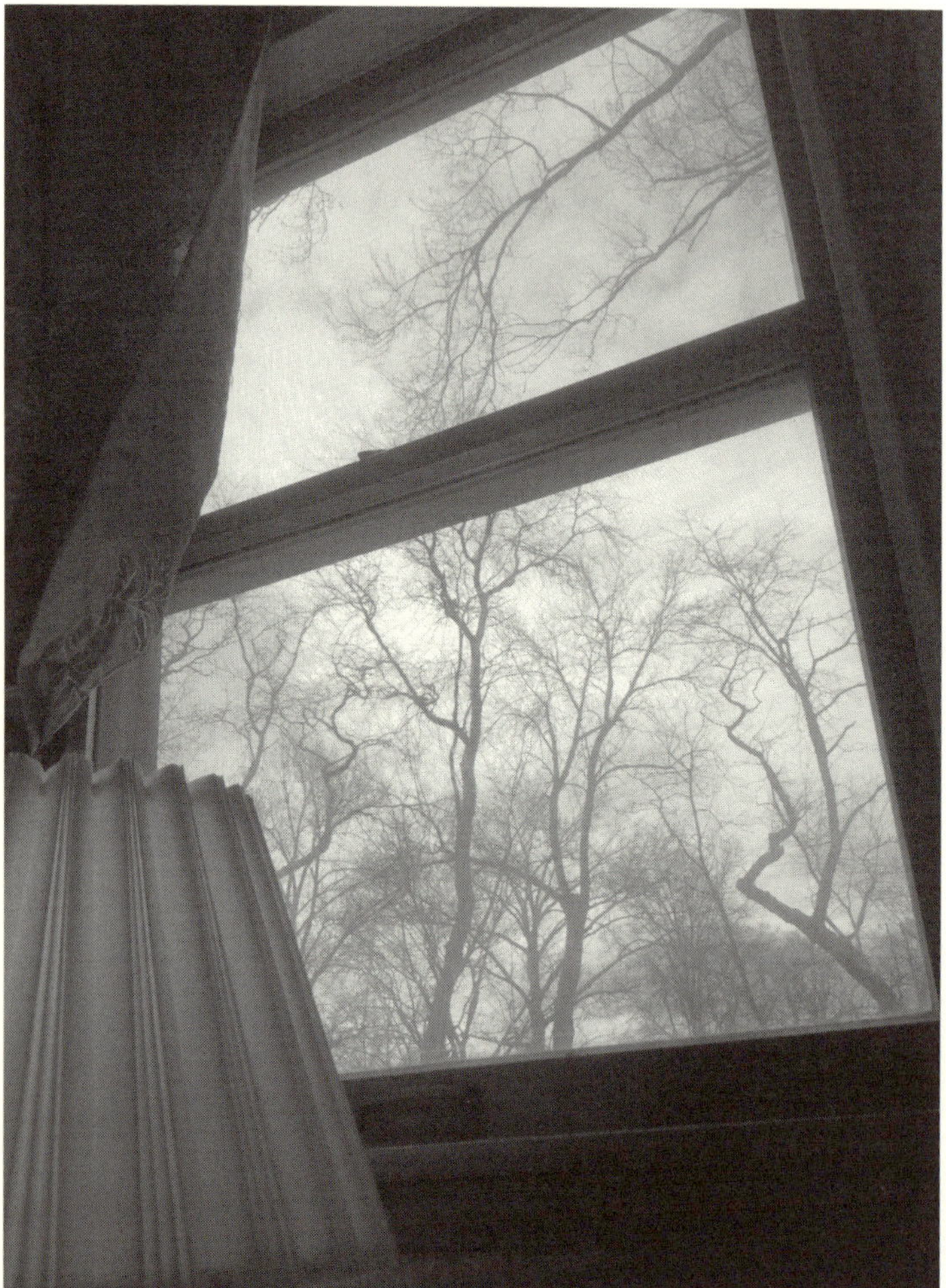

第一章　なぜ私たちはがんになると病院に行き、治療を受けるのか

現代医療でがんは治せないし、治療しない方が長生きする

私たちの大半は、というよりほとんど全員が、病院でがんと診断されると、医師の言いなりの治療を受けます。何故でしょうか？お医者様は病気を治して下さるプロの偉い先生だと思う社会に生きているからです。そこに疑問など入る余地はありません。

標準治療だと言われると、お任せしますと言って、いとも簡単に命を預けてしまいます。医療はエビデンス（証拠）に基づいて治療方法を評価する科学であり、日進月歩の進歩を遂げていると言われているのですから、医師の言うことには自動的に何の疑問もなく受け入れ

てしまう人の方が多いことでしょう。

初期の胃がんで、胃の手術をして治ったと思われるような場合はそれでよいのかもしれません。

でも、よく考えてみてください。手術は目で見える病巣の大半を除去しただけなのです（拡大手術といって不必要なまでに余分な部位を摘出する場合も多いですが）。手術でがんが治ったというのであれば、それは肉眼では見えない微小な浸潤や転移があっても、それを抗腫瘍免疫態勢をご自分で整えることによって消したことになります。言ってみれば、ご自身の免疫力で再発を防いだからではないでしょうか。


今の医学ではがんが治ったなどという表現は禁句です。現代医学に「治癒」という言葉はありません。試しに医学辞典でもお調べになってみられたらいかがでしょうか。手術の傷が回復する「創傷治癒」という言葉はかろうじて残っていますが。

医療は科学だと医者は思いたいのです。ですから、5年生存率といったような数字で表現しなければ、客観性がない。すなわち科学的ではないのです。

これは、逆の意味で言えば、今の医療でがんは治せないということを意味するのではないでしょうか。がんはもとより難病も、また風邪（これは一般の病気とは捉えられないと思われます）ですら、同じことが言えるのではないでしょうか。

（社）整体協会の創始者である故・野口晴哉氏は風邪も引かないような身体だと脳卒中になりやすく、風邪を経過することは偏りや疲労を解消する（例えば異常に硬化した血管壁による眼底出血が治る等の）絶好の機会であると、言っています。

病院で高血圧症であると診断されれば、降圧剤が処方されます。糖尿病であればインシュリンの注射を受けるでしょう。しかし、これらは対症療法的な対処で症状を抑えるだけのものにすぎず、本当の意味では、病気を治す処置ではありません。

最近、現代医療ではがんを治せないと公言する善意の医師も増えてきました。彼らは対症療法でがんを殺せばよいと考えている現代医療の限界と無力さをわが身で体験したからです。

現に、がんの治療を受けると、何の処置も受けないで放置した場合よりも早く死んでしまう例が多いことが明らかになっています。

「薬を止めれば病気は治る！」と、新潟大学医学部名誉教授の安保徹先生は言われました。

「長生きしたければ病院には近寄るな！」という医師も中にはいます。

多くの本を出された近藤誠医師は、「がんと闘うな！放置して成り行きに任せなさい」と、言われます。例えば胃がんで胃の出入り口がふさがってしまったときなどは、ステントと呼ばれる金属製のチューブを挿入すればよいとのことです。

もっとも、彼はがんなど治せないと考えています。ある方によると、彼のところに相談に行ったところ、身体に不都合なことが起きた場合の対処法を提示されただけだそうです。しかも、「三十分間の相談で三万五千円取られた」と、こぼされていたのが印象的でした。

「がんの最期は苦しいもの」という常識に異議を唱える医師が今注目を浴びています。『大往生したけりゃ医療とかかわるな』（冬幻舎新書）を出した中村仁一医師（七十二歳）です。

彼は京都大学医学部を卒業後、京都の民間病院に勤務した内科医です。２０００年から京都にある社会福祉法人老人ホーム「同和園」の医師になりました。病院に勤務している頃は、がんの末期の痛みをとるためには、麻薬を使うのが当たり前であり、常識と考えていたそうです。

その常識が「同和園」に来て、大きく覆されていくこととなったのです。その発端を作ったのが七十九歳のある患者さんでした。彼は吐血したので病院で検査すると、手遅れの胃がんでした。家族は、患者さんが認知症を患っていることもあり、積極的治療を望まず、「同和園」で看取ってほしいと中村医師に要望したのです。彼は同ホームには麻薬を置いていなかったので、行くところまで行って、痛みが出たら病院に送ろうと考えていたそうです。

しかし、それは杞憂に終わりました。病院で何の治療もせずにホームに戻った患者さんは、痛みを訴えるどころか、コールタールのような黒い便が普通の便に変わり、食事ももりもり食べるようになったそうです。貧血も改善し、外出するなど普通の生活ができるまで回復したのです。病院では、余命二〜三カ月と言われていたのに、結局一年近くも普通の生活を続け、最後まで苦しむことなく亡くなったのでした。


中村医師は、「抗がん剤や放射線治療をした場合の最後が、必ず痛むかどうかは分かりません。しかし、末期がん患者に治療をしないと、五十二人全員が苦しまなかったということだけは言えます」と述べておられます。

さらに彼は、次のように語っています。

「がんによる自然死は餓死なのです。脳の中からエンドルフィンというモルヒネみたいな鎮痛物質が出るので気持ちよくなるらしい。溜まっていた腹水もなくなります。安楽死という選択肢があることを、がん患者と家族は知らないのです」

厚生労働省の役人が、がんは抗がん剤で治せないと言っている

がん死の80％は三大療法（手術、抗がん剤治療、放射線療法）によるものと言われています。岡山大学附属病院のインターンはこのことを突きとめて論文として発表しようとしたところ、にぎり潰されたそうです。

がんで治療して死亡した場合、医師は呼吸不全、肺炎等と死亡診断書に書いても「抗がん剤死」とは決して書きません。

評論家の船瀬俊介氏は言っています。本にもなりました。

厚生労働省にがんの専門技官がいるんです。技官というのは医師免許を持っています。要するにプロ中のプロなのです。日本の厚生行政の。そこで聞いたんですよ。「ズバリ聞きます、抗がん剤でがんは治せるんですか？」。そしたら「お答えします。抗がん剤ががんを治せないのは常識ですよ」ってはっきり言われた。

立花隆氏は、著書『がん　生と死の謎に挑む』で、左記のように語っています。

僕（立花隆）ががんになって癌関係のシンポジウムに招かれたときのことです。それは朝日新聞の主催で開かれた、一般市民向けの大きなシンポジウムでした。僕以外の演者はすべて、大学や大学病院のそうそうたる名医ばかりが集まっていたのです。昼休みだったとき、控室でみなが雑談的にいろんな話をしていました。

いつの間にか話題が抗癌剤の事になっていた。抗癌剤がどれほど効かないのかの話を一人がし出すと、皆が具体的な抗癌剤の名前をあげて、次から次にそれがどれほど効かないかを争うかのように、話し始めたのです。『結局、抗癌剤で治る癌なんて、実際にはありゃせんのですよ』と議論をまとめるように大御所の先生が言い出すと、皆そのとおりだという表情でうなずきました。僕はそれまで効く抗癌剤が少しでもあるのではと思っていましたが。

それじゃ「『患者よ、がんと闘うな』の著者の近藤誠さんの言っていたことが正しかったと言うことになるじゃありませんか？」と問うと、大御所の先生はあっさりと「そうですよ、そんなことみんな知ってますよ」と言いました。

薬で死んでも医者は病死として処置するのが当たり前のことだったのです。

そもそも医者はがんになっても抗がん剤は使わない

抗がん剤臨床試験のデータなどはねつ造が主体です。ここでいうねつ造というのは一般人には見抜くことができないレベルのものです。

最初胃がん術後に使われ、現在はすい臓がんや胆管がんの治療にも使われているT薬品がつくった国産の抗がん剤を例に挙げ、その臨床成績をもとに極めて簡単にご説明しましょう。

一カ月抗がん剤を投与してから、がんの画像診断による面積が半分（大きさで3割方縮小）以下になると、その薬は効果がある（奏効率がある）と判断されるのです。当然、ほんの少し（例えば、大きさで1～2割方）がんが小さくなる例もあるはずです。ところが、そんな場合も、3割方の縮小をしたものと数え、見かけ上の奏効率を高めているとしか思えません。

読者は一カ月で3割方がんが小さくなるのなら、投与を続ければがんもやがては消えると思われるかもしれません。ところが、一カ月以上抗がん剤投与を続けると、逆にがんは大きくなってしまうこともよくあるのです。

ちなみに同臨床成績で、がんが一カ月の治療によって肉眼で見られないくらい（2ミリ前後以下）になったのは129例のうちのたった一例にしかすぎませんでした。これもまた大きくなるかもしれないのです。

同薬剤には胃がんの手術三年後にはわずかな延命効果があると謳われていますが、四年後にはそれすら見られなくなります。

何もしなかった人よりも、副作用のある抗がん剤を多量あるいは長期に使った人々の方が早く死ぬという事態が起きても不自然ではないのです。

おかしいのではないか?と良心的な一般人は思うでしょう。抗がん剤を使った方が早く死ぬのなら、なぜその薬が認可されるのだと。なぜ医師たちはその抗がん剤を使うのだと。しかし、その質問をすること自体が、自分がカモだということに気づいていないのです。

基本的に政府が薬事審議会で行う認可というものは、がんの面積が半分になったということが3割程度の被験者で証明されれば通るわけで、患者さんが見かけ上の抗がん剤による副作用（髪の毛が抜けるとか、白血球が減るとか、吐き気がするという表面的なもの）があるのは当たり前で、目にはみえないが重篤な臓器不全で早く死のうが遅く死のうが知ったことではないのです。

こういうことを医師たちは知っていていてわざと使っているのです。ですから、自分には使いません。がん治療の現場の医師に対して、「もしあなたががんになったら、抗がん剤治療を受けますか」という有名なアンケートがありますが、99％の医師が受けないと答えたのは当たり前のことなのです。患者というのは患者様と言われるように病院にとっては「金ズル」以外の何物でもないのですから。

根本的に現代社会の「利権科学」、「利権医療」を正さなければ、いつまで経っても健康にはなれないでしょう。風邪を引いて風邪薬を飲み、症状が対症療法的に緩和され、「治った」と思い込むのと同じです。抗がん剤治療では一時的に良くなったように思えても、あとからまた悪くなります。少なくとも生活習慣を改め、抗腫瘍免疫態勢を整えなければ、再びがん細胞にエサと棲みよい環境を与えるだけですから。

そもそも、私は何で風邪を引いたくらいで病院やクリニックに行くのか不思議でなりません。前にも述べましたが、風邪を引くのは身体の偏り、疲労を解消する絶好の機会です。もっとも熱が出るのは辛く、仕事を休むのは不都合かもしれません。

しかし、処方される抗生物質や対症療法薬で風邪が治るわけではありません。耳鼻科や歯科は不必要なほど過剰な抗生物質を処方します。そのような風潮が、死に至る院内感染を招いているのです。

抗生物質（抗生剤）は確かに細菌感染には著効な効果を示しました。ですから、万が一に備えて封印しておくべきものだったのです。ところが、抗生物質に対して抵抗性を持つ（抗生物質が効かない）菌は増え続けています。製薬会社も一時は儲けたのに、採算が取れないので、もう薬の開発はほとんど行いません。

身体が治療で弱って院内感染を起こせば、助からないというのが今の医療の実情と言えましょう。

私たちは洗脳されている

では、日本の製薬会社と医療機関だけが儲けているのでしょうか。そうではありません。アメリカをはじめとする製薬会社は次から次へと新しい抗がん剤（最近では分子標的薬ともよばれます）を作ります。

アメリカを中心とする欧米の製薬会社は巨大です。日本の比ではありません。

最近の抗がん剤は、がん細胞だけに特異的に作用すると称して、「分子標的薬」とも言われます。日本の有名ながん専門病院では、輸入したこれらの薬がどのようにがん縮小効果を持つかを患者さんの治療という名のもとに薬の効き具合を調べる治験（臨床人体実験）のモルモットにする場合が多々あります。実験結果を「癌治療学会」等で発表するとか論文にし、薬を薬事審議会で認可してもらうためにです。

ところで抗がん剤は1グラムいくらだと思われますか？　百万円弱から三億三千万円以上のもの（ペグイントロン。基底細胞がん、メラノーマ〈悪性黒色腫〉等の対処に使うが、投与量は通常の抗がん剤に比べるとはるかに少ない）まであります。一回に投与する量は通常、成人で一回に120ミリグラム（1グラムの1/8）前後です。

医療はユダヤ系の影の組織（医療マフィア）で牛耳られているとはよく言われることです。彼らはイギリスのロスチャイルド家やアメリカのロックフェラー家、それと両家によって掌握されたイルミナティやフリーメイソンなどの諸組織です（正式に言うとロックフェラーはユダヤ教に改宗したクルド人です）。彼らは世界の富の3～4割を独占しているとも言われます。アメリカを中心とする巨大製薬会社（日本で一番大きな武田製薬などトップ10からかなり下のところにランクされます）の大株主でもあるからです。医療マフィアという影の組織は国家さえ動かす力を持っています。彼らの目的は「金儲けと人口削減だ」などというのは、もっぱら定番の噂ですが、どこかで耳にしている方も多いのではないでしょうか。

ＷＨＯ（世界保健機構）も彼らの傘下にあると言われています。ＷＨＯは子宮頸がんの早期発見と子宮頸がんワクチンによる予防を呼びかけました。日本では強制接種を受けた小学校六年から高校一年までの女子学生に重篤な神経症状という形で副作用が出ましたので、一時接種を中断しています。副作用は安定剤として含まれる水酸化アルミニウムによるものです。同ワクチンにはポリソルベート80（Tween 80）という溶解・安定剤が含まれます。これは動物実験では不妊作用を示します（当然のことながら、まだ人での効果は知りえません）。はしかや風疹それにおたふくかぜのような生ワクチンと違って、インフルエンザやB型肝炎ワクチンと同じくウイルスの表面成分を接種するので、何回も注射をしなければなりません。それにより副作用が出る頻度が高まるのです。本来、日本で使うべきワクチンではありませんでした。

なぜならば、このワクチンは子宮がんを誘発する原因となるＨＰＶ（ヒト・パピローマウイルス）の16型と18型に対して免疫が出来るように作られています。日本では同ウイルスを保有する人は極めて少ないのです（1割以下と推定されています）。要するに同ワクチンはただの毒同然のものと言えましょう。

ＷＨＯは接種を中断する根拠が乏しいので、接種を再開すべきだと日本政府に通達を出しました。残念ながら、これが世界的に憂うべき医療の現実なのだと言わざるをえません。

アメリカで同ワクチンの成分を明らかにして、それに害があると公表したという人たちがつい最近1週間のうち十数名も殺されるという事件が起きました。しかも、その犯人はつかまっていないそうです。さまざまな憶測が飛び交っていますが、何ともぶっそうなニュースが伝えられました。

これはさておき、すぐ病院に行って医師の言いなりの治療を受けるあなた。あなたは時間があればテレビを観るとか、新聞を読んでばかりではありませんか。日本のメディアは国単位で医療マフィアの言いなりになっていないでしょうか。あなたは洗脳されていることにまったく気づいていないのかもしれません。

第二章　なぜ細胞はがん化するのだろうか

内的、外的な複合ストレスで発がん

私たちはなぜがんになるのでしょうか。今がんに罹っている方は、「それどころではない。病院に行かなくてもがんが治ると聞いて、この本を買ったのだ。早く治す方法を教えてほしい」と言われるかもしれません。

少しお待ちください。これからがんのことを考えるにあたって、とても大切なことを以下に述べましょう。

どのようなことをすると病気（ここではがん）になるのかを調べる学問を「疫学」と言います。それにまずは耳を傾けてみることにしましょう。

塩分の多い食べ物を摂取すると胃がんになりやすい。タバコを吸うとがんになりやすい。

大気汚染は肺がんを誘発する…等々きりがありません。

かなり昔のことになりますが、疫学の第一の功績として、陰嚢がんの原因を突きとめたことが挙げられるでしょう。それ以前には、汚い生水を飲むこととコレラ発症とが関連性を持つことです。

現在の疫学による発がんに関する見解はころころと変わります。調査がアンケート形式で行われるためです。その場合、生活環境によって回答も異なるでしょう。解釈の仕方も時代の風潮を反映したものになる可能性もあります。それより、何よりも質問が的を得た適切なものであるかどうかという問題があるからです。期待した回答を得るための質問が行われることも当然ながらありうるでしょう。


十八世紀のイギリスでは、すでに煙突掃除夫に陰嚢がんが多いことが知られていました。彼らはズボンもパンツも穿いていなかったわけではありません。問題は、煤は入浴やシャワーで洗い流せたのに、陰嚢の襞の奥までしみ込んだ煤は洗い流し去ることができなかったことにあります。このために、陰嚢の皮膚は、発がん物質を含んだ煤によって慢性的に刺激され続けたに違いありません。

後に、東大医学部・病理学教室・教授の山際氏と助手の市川氏が、ウサギの耳にせっせとコールタールを塗り続けて（暇なときはトランプ遊びをしていたそうですが）発がんさせたようなことが、煙突掃除夫の陰嚢に起こったと考えられるのです。いずれにしても、煙突の煤が陰嚢がんの「原因」であると判明しました。しかし、謎は残ります。煙突掃除夫の大半はがんになっていないという点です。もちろん、同職業に従事しない人にはめったにないがんなので、「原因」は煙突の煤であろうことは想像に難くありません。では、長年煙突掃除を続けていたのにがんにならなかった男たちは、陰嚢に皺が少なかったのでしょうか？それとも、他の同業者よりも丹念に陰嚢を洗ったのでしょうか？そうではないでしょう。おそらく彼らは、単に「がんになりにくかった」だけなのです。

ですから、疫学の調査で「証明」されている「発がんの原因」というのは、あくまでも「傾向」なのであって「必然」ではありません。

以前のことですが、豆腐に含まれるＡＦ－２という添加物に発がん性があることが動物実験で証明されました。しかし、がんが発症するには、ＡＦ－２をエサに混ぜた動物実験から換算すると、毎日1トンもの豆腐を食べなければならないそうです。もっとも薬物の代謝機構は動物種によっても異なります。例えばある種のアゾ色素をラットに与えると高い効率で肝臓がんが生じますが、マウスではそれが見られません。

それよりも、複合的な発がん要素が関与すると考えた方がより自然ではないでしょうか。排気ガスだらけの都会で呼吸しながらアスファルトの蒸気の中を歩き、太陽光線に当たり、新建材の家に住んで、汚染された水道水を飲み、農薬、食品添加物、防腐剤などを含む有害食品を摂り、CT検査を受けて被ばくするなど、つまり現代生活のほとんどの側面が変異原性（潜在的発がん性）を潜ませていると言えましょう。

この変異原性をバクテリアの遺伝子突然変異の度合いで簡単に測定する検査法があります。エイムス・テストと呼ばれます（エイムスは人名）。これによれば、多くの自然食品（たとえば野菜や果物）にも無視できないほどの変異原性物質が含まれていることが判っています。身体に良いと言われる玄米にも。無農薬有機栽培だからといって例外ではありません。

禁煙を国策として国民に最初に押しつけたのはヒットラーです。彼は母親を肺がんで亡くしています。自分は貧乏でタバコも買えなかった恨みもあったせいでしょうか。そして、健康な兵隊と、それを生む健康な女性がほしかったために禁煙を命じたようです。しかし、当時のドイツ医学の総力をあげても、タバコと肺がんとの因果関係は証明されずじまいでした。

タバコそのものよりも副流煙が悪いのだと言われ続けてきたこともありました。ノルウェーの女性首相ブルントラントがＷＨＯ（世界保健機構）の事務局長に就任した時

（1998年）の演説で、「タバコはヒト殺しの悪魔だ」と、喫煙を激しく批判したことが発端です。彼女はのちに、「電磁波過激症」だったので、あのような過激な発言をしたのだと謝っています。でも、一度口にしたことはあとから謝っても遅いのです。ご承知のようにWHOは世界中の医療を牛耳っています。ですから医療関係者はそれにおもねて「ご説ごもっとも」ということになってしまうのです。タバコの害は、もとはと言えば、ヒットラーとグルントラントの思い込みが発端となったにすぎないようです。

現在の疫学調査では、喫煙自体が肺がんの原因だとは特定されていません。過度の喫煙が肺気腫などを引き起こす場合は往々にしてありますが。女性によくみられる肺腺癌の大半の方は喫煙とはまったく無関係です。しかし、肺がんで亡くなる人は増える一方です。アメリカ政府は何故か表面的には禁煙に踏み切りました。少しでも発がんのリスクを減らせればと思ったのでしょう。よく仕事場から玄関の外に出て喫煙する人をよく見かけます。

ともかく喫煙が体質にあっていて生活環境が良ければ、タバコを吸っても大丈夫ではないでしょうか。もっとも私は、濃いコーヒーが好きで、タバコを受けつけず、その匂いが嫌いなので、ホテルでも禁煙室にしか宿泊しません。一方、あとで述べますが、タバコを好む方は喫煙で交感神経の緊張がほぐれると考えているようです。

ピロリ菌がいると胃がんになりやすいとも言われます。胃がんの手術をして摘出した組織の中に同菌が見つかるからです。しかしピロリ菌は常在菌です。約8割の人が感染しているとみなされています。ですから、手術で摘出した胃がん組織に菌が見つかるのは当然と言えましょう。一方、同菌の感染は食道がんを防いでくれるという説もあります。

しかし、ピロリ菌により胃壁に炎症が起きている、すなわち組織の構築に異変があると、遺伝子が活性酸素を浴びやすくなり、それによって遺伝子の損傷をきたし、発がんしやすくなることはありうるかと思われます。

子宮頸がんウイルスに感染しているから即、子宮頸がんや子宮頸部腺がんになるわけではありません。

ニューヨークのスローン・ケタリング記念がんセンターでは、粘膜上皮にがんがある（ステージ0、クラスⅣからⅤの）人を場合によっては七年以上何も処置を行わず、経過観察して、中にはがんが消えた人もかなりいることを論文で発表しています。

私はウイルスによってがんを誘発させる実験を行ったことがありますが、そのとき注射するウイルス量は半端ではないのです。それでもがんにならない実験動物もいました。

同病院の婦人科は経過観察が多く、異型細胞が見つかれば、円錐切除。頸がんならば子宮摘出。頸部腺がんがみつかれば子宮全摘術といって、子宮だけでなく両卵巣を摘出し、リンパ廓清を行い、がん細胞が見つかろうものなら、無効とわかっている抗がん剤治療は行いません。同科でがんと診断された方で、私の方法でがんを消した例は今までのところ、連絡されてこられた方の全員に及びます。

強い放射線被ばくは発がんの引き金となります。福島原発の作業員や放射性ヨウ素で被ばくした子供たちに甲状腺がんをはじめとするがんが多発しています。

ところが、飛行機に乗ると自然放射線被ばくを受けるものの、そのような原発廃棄物による被ばくは取るに足りないと書物に書いた東大の医師もいます。また、福島まで原発は安全だと演説に行った東大教授もいるそうです。私はこのような雇われ学者ではないので、放射能汚染の被害を危惧しています。国家の存亡もかかっているのです。それなのに、政府は放射能の安全基準値を下げ、原発再稼働をしているではありませんか。これでは、やがて日本は崩壊してしまうことになるかもしれません。

しかし、広島や長崎の原爆で被ばくし、多くの方たちが白血病などになり亡くなられましたが、発病しなかった人がいることも確かなことです。

ここで注意していただきたいことがあります。今まで「発がん」のことをお話ししてきましたが、実は私たちの身体の中には毎日約五千個のがん細胞が生じているらしいのです。

私たちががんになるというのは、発がんしたがん細胞が肉眼で認められるくらいに増殖して大きくなることなのです。これを「発症」と呼びます。いわゆる「がん」になることです。

発症に宇宙論的「不運」の相関？

赤血球や白血球などの血液細胞は骨髄で作られる造血幹細胞に由来すると言われています。それはニッチとよばれる環境の中で多段階的に最終産物として産生されるのです。それが行われる場所は血液中ではないかと考えられていますが、その詳細に関してはいまだに明らかとなっていません。

一方、骨髄で造血が行われるのではなく、腸で行われるという説もありますが、成人の腸で造血が行われている様子はありません。腸の中に多量の血は見当らないからです。しかし、腸内に多段階的に分化して造血を行うようなポテンシャルを秘めた幹細胞様の原基細胞が存在する可能性はまったく否定できません。

がんの場合も同じです。がん細胞を作る元となる幹細胞があることが知られています。がん幹細胞と呼ばれます。これ以外にも増殖が盛んな細胞は身体の至る所にあります。

これら細胞は増殖するために細胞分裂します。要するに遺伝子DNAの複製が起きるのです。この際、DNAに異常のある細胞は通常自然死するか免疫系によって排除されますが、残存することがあります。これががんとして異常増殖することがあるのです。

DNAの異常は主に二つの要因によってもたらされます。

一つは細胞が分裂・複製してDNAをコピーする際にエラーが発生する自然発生的なもの。もう一つは化学物資、ウイルス、放射線、活性酸素などでDNAが損傷するといった主として外的な要因によるものです。

もちろんこれらの細胞が突然がん細胞になるのではなく、がん幹細胞は色々な段階を経てがん細胞になることが知られています。前者は自然発生的で防ぎようがないもの。後者は努力によってある程度防ぐことは可能と思われるので、がん化を防ぐ研究はもっぱら後者に注がれているのです。

しかし、最近では多くのがんは、正常ながん幹細胞がDNAを複製する過程においてランダムに発生する変異が原因であるとされています。すなわち「不運」ということであり、これは、もっと適切な表現を使えば、「宇宙の全能の主宰者」のミスであると言っても過言ではないはずです。もっとも異論を唱える方もおられるでしょうが…。

第三章　私のがん観

病の意味は、単純に決めつけられない

「病気になるのは心が調和されていないからだ」「病気は学びであって魂が成長をとげるためのレッスンなのだ」というようなことが精神世界の本にはよく書かれています。たしかに病気の原因に精神的側面の関与を否定することはできません。昔から「病は気から」とも言われます。しかし、それは数多くある神話の一つにしかすぎないのではないでしょうか。

どのようにして病気になり、また病気になることにどのような意味があるかを単純に決めつけることはできないのではないかと私は思っています。色々な考え方があるからです。以下、ケン・ウイルバー『グレース&グリッドー愛と魂の軌跡』(春秋社)からその一部を引用してみましょう。

キリスト教原理主義・・・病気は基本的に、何らかの罪に対して神の下したもう罰である。病気がひどいものであるほど、その罪は言語道断ということになる。

ニューエイジ・・・病気は学びだ。あなたが病気になったのは、あなた自身の霊的成長と進化を続けるために、そこから学ばねばならぬ重要なことが何かしらあるからだ。精神だけが病気をおこす。それを癒せるのも精神だけだ。

西洋医学・・・病気とは基本的に、生物物理学的要因によって生じる混乱である（ウイルス感染からトラウマ、遺伝的傾向や環境における引き金となる要因まで）。ほとんどの病気では、心理的または霊的な治療について悩む必要はない。なぜならそのような非正統的な療法は、通常役に立たないし、実際に、適正な医学的治療から患者を遠ざけることにもなりかねないからだ。

カルマ理論・・・病気は悪いカルマの結果である。つまり過去世での何らかの非道徳的行為が、現世で病気という形をとったものなのである。病気は過去の悪行のあらわれとしては「悪い」ものだが、病気のプロセスそのものが過去の罪を燃やし尽くし、きれいにするという点では「いい」ものだ。つまり、これは浄化なのである。

実存主義・・・病気自体に何の意味もない。したがって、それに付与する意味は個人が自由に選ぶことができ、当人はそうした自らの選択に責任を負えばいいだけだ。人は有限にして死すべき存在であり、病気を自らの有限性の一部として入れることだけが、正しい態度なのである。たとえその病気に個人的な意味を付与しているさなかにあっても。

仏教・・・病気はこの現象界にあって、回避しがたい出来事だ。なぜ病気があるかを問いかけるのは、なぜ空気があるのかを問いかけるようなものだ。生、老、病、死はこの世の避けることのできない現象である。これらの現象は無常（皆移ろい行く）ものであり、「苦」であり、また誰にでも公平に訪れる。

悟り、すなわち涅槃を純粋に覚醒することによってのみ、病気は究極的に乗り越えられる。なぜなら、そのとき、この現象界そのものもまた超越されるからだ。

ホリスティック医学・・・病気は身体的、感情的、精神的、そして霊的な要因から成り立っている。そのいずれも分けて扱うことはできないし、無視することもできない。治療には、これらすべての次元が含まれるべきである。

もっとも治癒できる可能性は無限に低いが。生を味わうことができれば、それでよいではないか（最後の2行は著者の勝手な付け足しです）。

現代科学・・・病気が何であれ、それには特別の一つないしはいくつかの理由がある。それらのうちのいくつかは必然的であり、他はランダムすなわち純粋な偶然による。どちらにしても病気には何の「意味」もない。あるのは偶然と必然のみである。

がんでなくても、人は死ぬ

人は、「人は必ず死ぬ」と思っていても、どうしてか自分だけは絶対死なないと思いたいと思っているようです。

よく考えてみると、これは不思議なことです。しかし、これは多分、単に人は死ぬのが怖いからではないでしょうか。自分が死ぬことなど、思ってみるだけでも恐ろしいので、それ以上深く追求するのをそこでやめるのです。考えられないのではなくて、考えるのをやめる、のである。それについて考えるのをやめたことは、もはやそこには存在しないことになる。そこで人は、人は必ず死ぬけれども、自分だけは絶対に死なないと、死ぬまで思っていることになる。

これは、幸福なことでしょうか。むしろ、不幸なことではないでしょうか。

少なくとも私にはそう思われます。自分が死ぬということを恐れて生きていることは、生きていること自体が常なる恐れなのです。そのような人生が、深く何らかの喜びでありうるでしょうか。

あるいは、がんであると告げられたときにどう対処できるのでしょう。がんでなくても人は死ぬということが、きちんと認識されているならば、がんであることと、死ぬということは、何の因果関係もないことがわかるはずです。在るのは現在だけなのですから。すなわち、「死」は存在しない。それはあくまでも概念にしかすぎません。

しかし、それだけでは事がすまないからこそ、医療というものが必要とされてきたのです。

自分だけは絶対死なないと思っている患者と、この患者は必ず死ぬと思っている医者とは、いかにつき合うべきなのか。

がんを「死因」とする年間死亡者は、国立がん研究センターの予測によれば、2015年では約三十七万人だそうです。けれども、現在の日本の総人口は約一億人です。数の上では必ず一億人の人が死ぬのだから、その数を多いというべきなのか少ないというべきなのか、私にはよくわかりません。

だが、誰もが自分だけは三十七万人に入らない、いや入りたくない、と思っているようです。そして、自分はがんであるのかどうかを知ることを恐れることで、病院を訪れるのです。

医者と患者との間に、今一番欠けていて、そして絶対に必要なもの。それは「対話」ではないでしょうか。医者も患者も語らなさすぎます。この不毛な膠着状態はどちらにとっても望ましくありません。

近藤誠氏は「患者よ！がんと闘うな」と言いました。しかし、「闘う」「闘わない」といったその構図にこそ無理があるように私には思われます。

「闘う」というからには、相手として敵を想定している。「敵」と名指しされれば相手もその気になるでしょう。とくに仲良くすることもできないので、敵視することなく、同じ自分の生命現象と認めてつき合うしかないのではないでしょうか。

近藤誠氏は、「生死」を語るのなら、そして現代医療でがんは治せないと思っているのなら、なぜ自己アピールとしか思えない「がんもどき理論」などを持ち出さなければならなかったのかと、私はいささか残念に思っています。彼の検診不要論には賛同すべき点も多々ありますが、私は彼が医療は科学であると思っていることに呆れているのです。

くじ引き試験でテストする被験者を配分し、プラシーボ（偽薬あるいは偽手術）との比較で薬や手術の効果を判定しなければならないと彼は繰り返し色々な本で言いますが、私はがんこそ自らのプラシーボ反応で治ることもあると思っています。これについては次章で触れましょう。

「がんもどき」なるものも稀にはあるでしょう。先の（社）整体協会・創始者である故・

野口晴哉は「身体中がんで埋まっていても生きていた例がある」と言いました。しかし、それは極めてまれな例です。がんはそれほど甘くはありません。がんが小さくても死ぬ例は多いのです。

「トキソホルモン」なるものががん細胞から分泌されてがん患者は死ぬのだと言った元・国立がんセンター総長の中原和郎という人がいました。彼はコーネル大学で生物学を専攻した日本では珍しい経歴を持つ医師であり、研究者でもありました。しかし、いまだに同毒素の本体は不明です。というよりももう誰も興味を示しません。ともかく、臓器不全は別にして、がんになるとどうして死ぬのかは、現在でも誰一人としてわかる人はいません。

肉体が自然なら、がんという病気とて自然である。ましてや、通常は自分で作ったと思われる病気である…。病気を排除する社会は、したがって不自然であるのです。

不自然に従って生きる人生が幸福であるかどうか、病んで死ぬときになって初めて気づくのなら、気づきは早い方がよいでしょう。

生きることそれ自体が価値なのではない。善く生きることだけが価値であるはずです。しかし、これは私たちが人間であるがゆえのパラドックス（逆説）だと言えます。

生きることだけが善いことではないのだけれど、善く生きるためには、人は、やはり生きていなければならないのです。

しかし、闘病というか、病を抱えていても、それ自体が善く生きることとしての生きることだと自覚されるならば、それも価値のあることではないでしょうか。

現代社会は生者だけの世界です。そして、生者というのは「健常者」ということなので、病人というのは半死者なのです。病気というのは、がんに限らず煩わしいでしょうが、それは死への怯えと同時に、社会からの疎外感、落伍感としても感じ取られるに違いありません。

科学技術が我々にもたらしたものは、災厄とまでいかなくても迷いだと、私はそう思わざるをえません。

人は、自身の運命を天命として受け容れて、長すぎる闘病を経ることなく、死ぬことができたのではなかったでしょうか。

死とは何か

子供にアメリカで心臓移植手術を受けさせたい。そのためには一億円のお金がかかる。親と支援団体が人々の善意を頼りに募金活動をしていることを、善意のニュースが報じる。何か違うのではないか。アフリカでは多くの子供たちが、食べる物もなく死んでいくのに…。日本でも臓器移植手術が盛んになるように、臓器を取るためのタイミングを正当化するために、脳死委員会が設けられました。

科学は、脳波が止まり、呼吸が止まり、やがて腐乱し…という目に見える現象を追及することはできます。生化学レベルでは、人は呼吸を停止し、瞳孔が開いても、細胞内では生命活動が行われていることを熟知しています（だから摘出した臓器が使えるのですが）。ともかく要するに、人はどこで死んだのか、何が死を判定するものなのか。実は誰にもわからないのではないでしょうか。

死は言葉、難しく言えば概念上で「無」に匹敵するものとしてしか存在しません。死体から死をとりだすことはできないのです。死体と死は同じものではありません。我々の盲点はここにあると言ってよいでしょう。死体は目に見えるが、死は目に見えないのです。目には見えないものを扱えない科学には、目に見えない「死」、そして目に見えない精神という存在を扱うことは不可能なのです。

それなら、それを扱うのは、宗教ということになるのでしょうか。確かに、古今の宗教者たちは、死と死後について様々に語ってきました。しかし、語っているのはあくまで生きている人なのです。なぜ、生きている人が死んでいることについて語ることができるのでしょうか。なぜそれが本当のことだとわかるのだろうか。まさに死人は口なしなのですから。

原点に戻りましょう。謎は依然として謎です。たとえ近い将来、クローン人間が出来るとか、臓器の冷凍保存技術の進歩によって、現世における「永遠の生命」が可能になっても、「死」すなわち「無」とは何かということは、すでに死に絶えた「神」のようにいよいよ渇望されるに違いないと思われます。すると、我々は一体何のために生きているのでしょうか。

脳死に関する「死の判定基準」には当然ながら紆余曲折がありました。2009年の臓器移植法により脳死（深昏睡、瞳孔の固定・散大、脳幹反射の消失、平坦脳波。以上の五項目が六時間を経ても変化がないこと）は人の死とされました。医学的には死であっても、まだ心臓は鼓動しており、体温もあります。法律に基づく初の臓器移植に対して、マスコミは朗報、美談というニュアンスで報道しています。今後、臓器移植に反対している人たちは発言しにくくなったのではないかと思います。臓器移植が習慣化することによって、死とは何かを考える機会は一層少なくなってしまうでしょう。

死を恐れるのは自然なことなのかもしれません。しかし、生命に執着することは、生命が有限である限り、人を不幸にするのではないでしょうか。

話を医療に戻しましょう。医療とは、明らかにサービス業の一種です。扱う「商品」が、人間の生命という、他の物品とは少々経路の違うものであるだけであって、商売の構えは明らかにサービス業なのです。

したがって、サービスという商品を買いに行く患者という客も、その意味では、一種毛色の違う覚悟が要求されることになります。そこで扱われる「商品」が、他でもない、自分の命だからです。

「おまかせします」と言っておいて、うまくいかないと文句を言うわけにもいきません。医師にかかるなら、治療に失敗したとて、「やあ失敗しちゃったね」で済ませられるような、お互いに悔いの残らない信頼関係を元気のあるうちに築いておくべきではないでしょうか。

日本では丸暗記して国家試験に受かり、医師免許を取れば、一生何をしているかチェックされることはありません。アメリカでは、医師になってからもしばらくの間は試験を受けることが義務付けられます。そのために彼らは飛行機に乗って講習を受けに行き、自分でも必死に勉強して試験に臨むのです。

自分が偉いと思っているのか、患者さんに対して高慢な態度を取り、「末期だ」などと平気で言ったり、また治療を断ると、「病院を出ていけ」と言う日本の医師は多いようです。アメリカでは、医療の面で優れているかどうかは別として、医師は患者さんをお客さん扱いし、きちんと送り迎えの挨拶だけはします。

日本の医療関係者の中には、胸にわだかまりを持ち、医療に疑問、不信感、義憤を感じる人も多いようです。

ある雑誌がアンケート調査したところ、「避けられる手術を避けようとしない」「手術適応(手術をするか否かの判断)の甘さによる過剰手術」「大病院ほど看護師が自分の仕事の範囲を制限している」「医師がカルテをよく読んでいないような印象を受ける」「患者さんの意向を考慮せずに、医師主導で何でも決定する雰囲気がある」「手術適応を吟味せず手術が行われることは、戒めるべきだ」といったような正直で率直な感想が現役の医師たちを含めて返ってきたそうです。

いずれにしても、日本の医師にはノルマが多すぎます。慎重に患者さんの経過を観察する余裕すらないのが現状と言えましょう。

私は「がん患者」という言葉が大嫌いです。そこにはがんを治らない死に至る病として捉えようとする意図がありありと見えるからです。

私はがんを質の悪いおできのようなものと捉えています。対処する方法はあるのです。それが本書の主題です。

ともかく、病院が病人のものではなく、病人をどうにかするよう訓練されたプロフェッショナルたちのものであるからには、患者として「とりあえず納得のいく処置をしてもらう」だけにし、あとは自分で対処した方が、お互いさっぱりした関係になるのではないでしょうか。「標準療法」などという言葉に惑わされ、抗がん剤を目一杯投与されて死ぬことなどないのですから。

医療機関をヒューマニズムの殿堂としてではなく、「人体修理工場」くらいにイメージして、よく考えて納得する処置を利用したほうが、腹を立てたり後悔したりしなくても済むのではないかと思います。

180度運を変えるには…

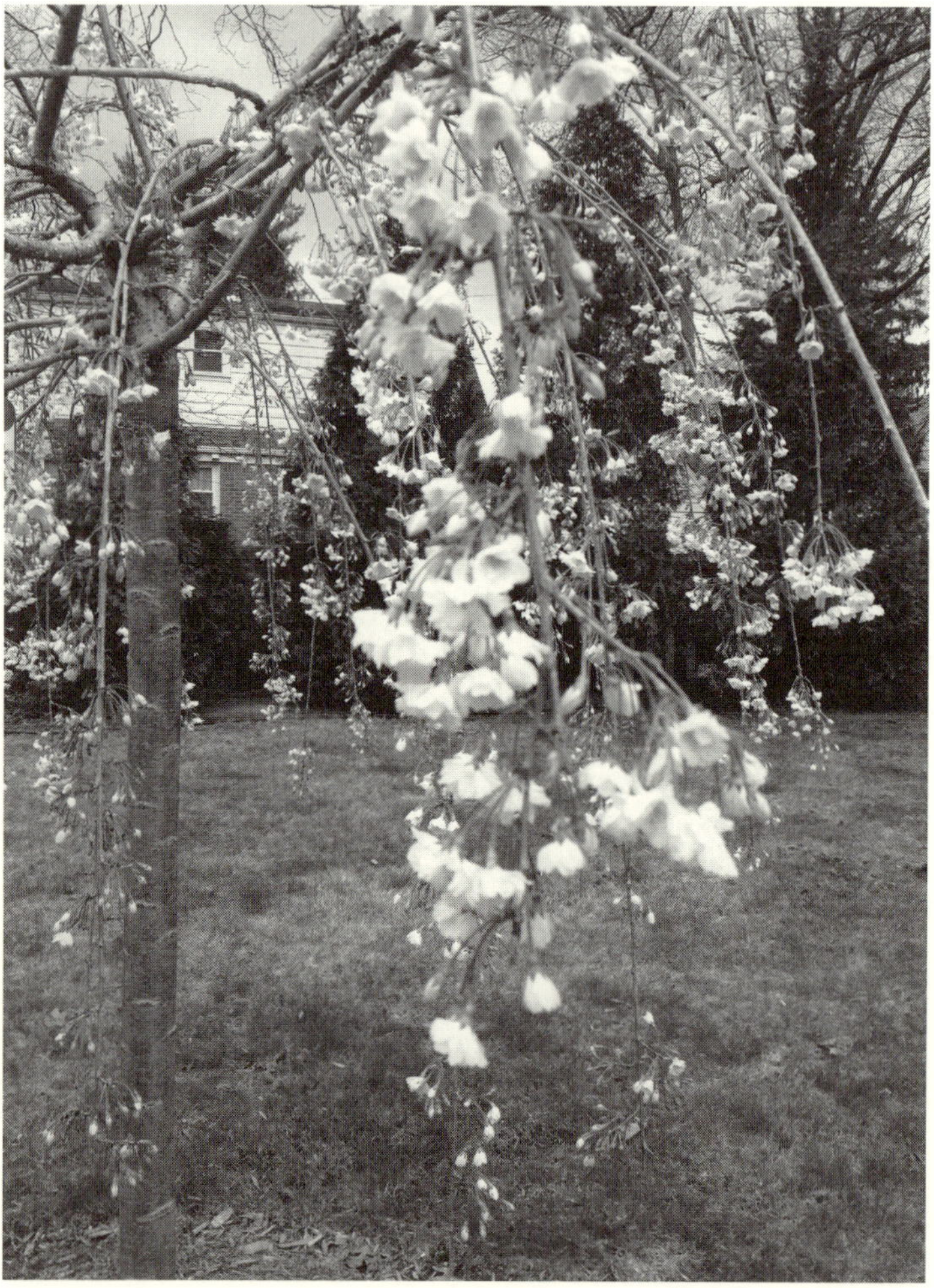

第四章　なぜがんになるのか？

抗腫瘍性免疫態勢が崩れるとき

また話がそれてしまいました。では、なぜがんになるのでしょう？

生命現象は最終章でご説明する「生命のオートポイエシス（自己組織化）に沿って展開するものと、私は現時点では理解しています。そこでいう〈縁〉、〈運〉、〈気〉の流れによってがんが生じた（発症した）と考えたいのです。

私は生化学者でしたので、とりあえず具体的な専門用語を使ってご説明するなら、通常の場合、がん細胞は自律神経の持続的緊張によって抗腫瘍性免疫態勢が損なわれることによって生じ、それが目に見える大きさにまで増えることもあると表現するのが妥当でしょう。これが、いわゆる「がんの発症」です。

交感神経の持続的緊張とは、一言で言えば、自我で対処できない感情を「封じ込め」、「ノー」と言えない状況に我慢して耐えることです。

交感神経の緊張は、副腎からコルチゾールというホルモンの分泌を促進します。これにより、がん化したばかりの細胞を感知して処理する、言ってみれば警察官のような働きをするNK（ナチュラルキラー）細胞の数が減少し、その働きが低下します。これらの細胞の表面にはコルチゾールのレセプター（受容体）があり、同ホルモンに触れることにより死滅するからです。

さらに交感神経の持続的緊張は、アドレナリンの分泌を介して、白血球の一種である顆粒球を増加させます。これが活性酸素の放出を介してがん化を促進するのです。このような状況が二〜三年、五年、十年あるいはそれ以上長期間続くことにより、がん化した細胞は消滅されることなく増殖し、目に見えるしこりとなります。これが「発症」であり、がんになったということなのです。

交感神経の緊張は、体感部位とも関係することが多いようです。これとはまったく無関係に、言ってみれば体の弱いところと関連性があると思われる場合もあります。

立腹しても怒りを抑え込むことは神経的に胃と関連があります。根深い怒りは肝臓。耐えがたいストレスで神経をすり減らすように悩み苦しむのは大腸。吐き出せない不満を封じ込めるのは肺。

乳がんになる女性は、子供の頃から責任感が強いとか面倒見が良いといったケースが多いです。家庭内の責任を負い、そうすることによって自分の存在意義を無理してでも見出そうとします。その一方で、「人の欠点に目が行き、自分の正当性を立証するためには死んでもいい」といった激しい感情を心の奥底に秘めている場合も多いようです。しかし、怒りの感情をあらわにすることなく、何事もなかったように笑顔で隠してしまうような面があるようです。自分が犠牲になり傷ついているのに、悲嘆の感情を外に発散させることなく抑え込んでしまうと言ったらよいでしょうか。乳がんの方は上半身が固い人が多いですが、その部位が感情の抑圧、固定化とも連動しているのでしょう。

交感神経は外敵を見たとき、緊張し、攻撃するか逃げるかを選択させる機能を本来は持っていました。その際、出血を少なくしようと、血の循環は停滞します。

交感神経の緊張は、血の巡りを悪くさせ、冷え性のような状況を招くこともあるようです。

発がん剤を入れたプールでサメを飼育しても、がんにはならないと言われています。サメには脳から首の部分でクロスしないでまっすぐ伸びて運動を制御する錐体外路系という神経はありますが、交感神経はありません。こん棒でたたかれようとストレスを感じないのです。

小腸も大脳からの神経のつながりがほとんどなく、それ独自の神経を備えています。悪い物を食べた場合、下痢をしてこれを排泄させるのも小腸独自の神経によって指令されるものです。小腸がんがまれながんであるのは、この考えを傍証するものなのかもしれません。

もちろん、必ずしも一対一の対応が成り立つというわけではなく、身体の弱い部分にがんの発症が見られることもあるでしょう。

ちなみに心臓がんがないのは、心臓筋を構築する横紋筋がほとんど分裂・増殖しないことと心臓が高温になっているためです。もっともこれらの細胞が低率ですが、横紋筋腫という腫瘍になることはあります。しかし、これは上皮性のものではないので、がんとは呼ばないのです。

では、副交感神経を活性化すればがんは治るのでしょうか。それにはどのようにすべきなのか。寝てばかりいればよいのでしょうか。いっとき爪の間を揉むとよいと言われたこともあったようですが、ただそうすればがんは治るのでしょうか。

あるいは、身体を温めればよいのでしょうか。例えば、温泉につかるとか、電磁波で身体を温めるなどすればいいのでしょうか。確かにリンパ球の働きは活発になるでしょう。でも、私がお話ししているのは発がん・がんの発症のことで、逆に、つまり副交感神経が活発になることをすれば、がんが治るかどうか私にはわかりません。

私はこれまでに、がんで悩みを抱えている方と主に電話でお話してきましたが、彼らには多くの共通点があることに気づいたのです。

「誰かに何かを言っていないことがある」「許せない人がいる」「受け身的な解釈をする」「原因を外に求める」などです。

雑事に紛れて、ご自身と向き合うのを避けられようとしたことも無関係ではないように思われます。このようなことを無意識のうちに自覚したくはない方も多いようです。ともかく、思ったことが口に出せなかったりしたために、がんという形で身体がその不満を表現せざるを得なかったのではないかと思える時もあります。

交感神経の緊張と「運」「縁」「気」

私たちは、物事を様々なフィルターにかけて見たり、判断する癖を抜け出すことはありません。「男は○○でなければならない」「日本人は○○だ」などの固定観念もフィルターの一つです。何かの事柄が起こったとき、自ら考えて行動を起こすのか、周囲もそうするのだから、自分もそうするべきだなど、原因をどこに置くかも人によってさまざまです。

　こうした価値観や思いを持って生きていると、人は徐々に本当の気持ちを抑圧して生きていくようになります。そして、どんどん「本来自分が望んでいた人生」からズレていくのです。どんなに社会で成功している人でも、どんなに財を成している人でも、この点は共通しているようです。

　一般的に、病気、特に慢性的な疾患については その原因を多くの人は生活習慣などに求めますが、私は、その人の潜在意識を探ります。要するにその人の意識の中の「フィルター」を確認するのです。がんのような病気を発生させている隠れた原因というものは、誰にでも潜んでいるのです。

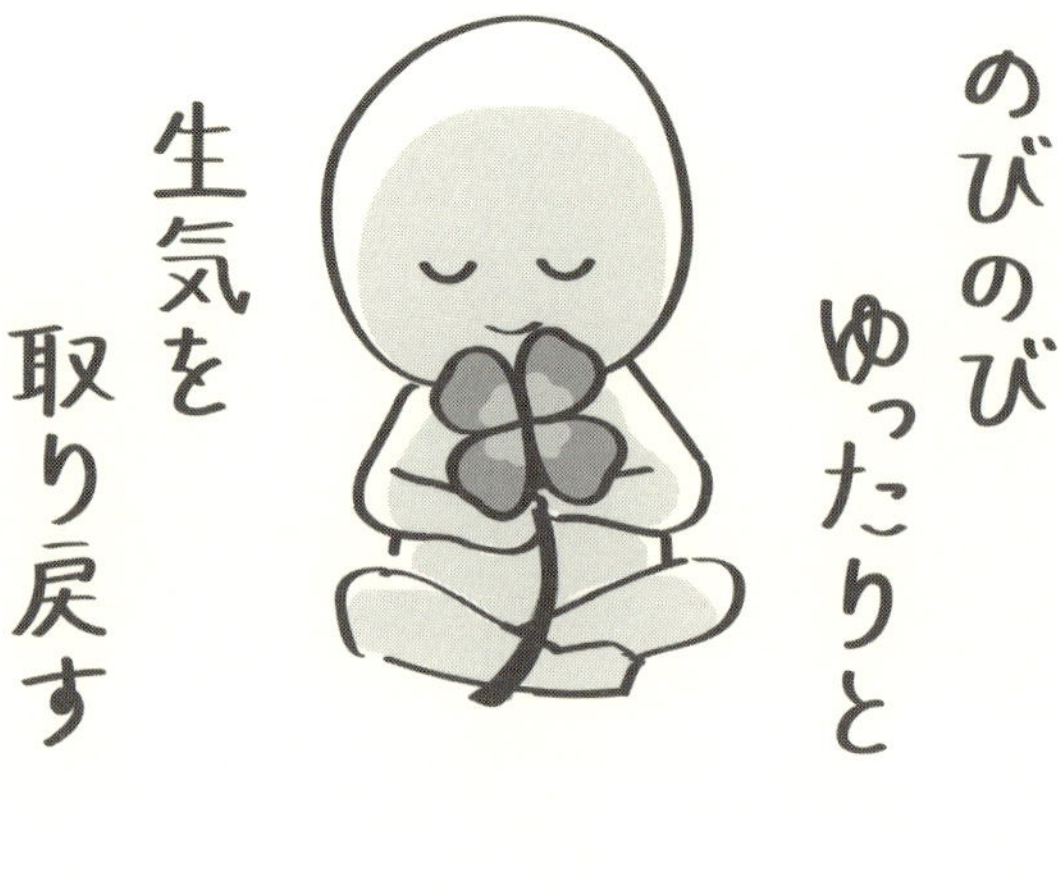

現代、とくに日本は交感神経をすり減らす時代です。テレビの天気予報すら、「〇〇の恐れがあります、厳重な警戒が必要です」と、余計な不安を煽ります。熱中症対策など自分で行えばよいのです。テレビに管理・指示されることはありません。

一事が万事です。日本は気が休まらず、のびのびとゆったりするところも少なく、生気の乏しい住みにくい国のように私には思われます。ここで詳細を述べるのは省略するとしても、交感神経優位の環境への対処法はがん治癒のキーワードでもありますので、のちほどご一緒に考察することにしましょう。

繰り返しますが、「発症」する、いわゆるがんになるのは、多くの場合、免疫監視機構をすり抜けてがん化した細胞が増えるからにほかなりません。一言で言えば、がん化した細胞を察知すると処分する役目であり、言ってみれば警察官とも言えるNK（ナチュラルキラー）細胞が関与する抗腫瘍免疫能の低下が原因です。

しかし、発症したがんはNK細胞では治りません（樹状細胞〈マクロファージといった白血球の一種である単球が進展したもの〉療法でも）。ですから、免疫療法は実験段階の域を出ないのです。

このようなこととは別に、交感神経の緊張だけではなく、「運」と呼ばれるものによってがんになるしかなかったと考えられる場合もあるのではないでしょうか。もっとも、〈縁〉、〈気〉、〈運〉はゼロ・フィールドの無意識裡の記憶痕跡を内包すると思われ、それが〈使命〉としか呼びようのないものとして発現せざるをえない場合もあるのではないかと考えられるからです。このようなことは胎児期でも起こりうるものと私は想定しています。

その場合は、「がん遺伝子」や「がん抑制遺伝子」に異常が起こったとみなされます。

第五章　がんに愛を送る

がんほど治りやすい不思議な病はない！

がんという病気は、受け取りようによっては「自分が本来あるべき生き方からズレている」ということを知らせてくれる貴重なサインというか、贈り物とさえ考えることもできるように思われます。

もっとも強度の放射線被ばくなどの事故によってがんになる場合は、そのような状況に至った「運」によるものだとしか言いようがありません。

通常の生活をしていてがんになったのであれば、それを憎むべき敵や何か怖いものだと感じる必要はありません。怖いと思うのは病院に行っても治らないことを薄々心の奥で感じ取っているからにすぎないのです。

私たちの多くは、怒り、憎しみ、恨み、妬み、不安、焦燥、傲慢、エゴ、自己嫌悪などありとあらゆる邪念、悪想念に支配されており、過剰な情報の選別も判断もできないで盲目的に画一化し、やみくもに不安と閉塞感を抱いているのではないでしょうか。

ただ健康で長生きするのがこの世に生を受けた意味ではないと私は思います。あなたに与えられた目標、カリキュラムが必ずあるはずです。

ともかく、まず第一に、病気になったことからヒントを得て、考え方、生き方を今までとは180度転換しましょう。

九州大学・心療内科教授の故・池見酉次郎氏は日本の心身医学のパイオニアとも言うべき方です。催眠状態で通常の葉っぱを触らせ、漆の葉だと言うと、被験者にかぶれが出来る。一方、逆のことも成り立つような実験を行ったことで知られています。

彼はがんが実際に自然に治癒する例もあるのを観察し、興味を持ちました。そして、次のように言っています。

「がんの自然退縮という現象は、『実存的転換』と言って、その人の考え方や生き方すべてが変ったときにしか起こらない」

アメリカ在住の私に1997年末、進行性のS字結腸（大腸）がんが発覚しました。しかし、現代医療（代替医療も含めて）の限界をよく知っていましたので、手術、抗がん剤治療など、通常とされる医療的処置を一切受けず、自らの身を実験台にして治癒を模索しました。

そして、完治したのです。

最近、日本を講演等のため訪れると、ご自分でがんを治した方が身の回りに増えてきました。がんほど治りやすい不思議な疾患もないと思うこの頃です。

池見先生の時代には、がんが自然に治るのはまだ珍しいことだったようです。彼の慧眼がそれを見出したのかもしれません。

がんに対するひとつの対処法

そこで、私の体験をもとに、直接本題に触れましょう。

私はがんが治るのは、ゼロ・フィールドの奥深くに繋がり、〈気〉、〈縁〉、〈運〉が抗腫瘍免疫態勢を取るように変化することによって起きると捉えています。

まず一番大事なことは、がんになったことをあるがままにそのまま素直に受け入れることです。

あなたはがんが死に至る病と思わされる社会に生き、ただ死を恐れているだけなのかもしれません。死を恐れて生きるのではなく、自然や運命という大きなところから自分の人生、幸福、生きることの意味を考えてみられたらいかがでしょうか。

死を恐れるのは、自分自身がつくった自我（これが自分だと思うアイデンティティ、すなわち自己の判断基準）が死ぬとなくなるのが怖く、耐えられないと思うからではないかと思われます。

肉体をまとって生命活動をするという面から捉えた生命は有限だからこそ価値があるのです。もしも、生命が無限になれば、価値もなくなるはずです。たとえば、あるのが当たり前と思っている酸素のように。

ですから、生命に執着することは、生命が有限である限り、人を不幸にします。

現代は、競争・比較の社会なので、美しい容姿、地位や名声・財産を得ることに価値を置いています。そのため、あるがままの自分では価値がないと思ってしまいがちです。そこで自分の理想とする姿に向かって、この世に生きるという意味で何かをせざるをえなかったのです。

ところが物事は決して自分の思いどおりにならないものです。それに不満を持ちながらも、それを口に出さず抑えてしまってはいなかったでしょうか。それが病気を発生させた原因の一つとも考えることもできるようです。それを素直に受け入れることはできないでしょうか。

あなたは思い込みの世界を生きてきたのです。あるがままの自分では価値がないという考えは外から植え付けられたものです。まわりのすべてのものごとは、常に変わり続けています。すべての出来事は現れては去っていくのです。端的に言うと、同じことはこの世の中で二度とは起こりません。宇宙のできごとは、すべてこの一度限りなのです。

また、私たちは他に一人として同じ人間はいないという点でとてつもなくかけがえのないユニークな奇跡的存在と言えましょう。

それなのに、私たちは自分を人といつも比較して判断しがちです。その際、私たちはものの見方・捉え方、すなわち思考を現実の自分だと思って（錯覚して）苦しみますが、思考には何の実体もありません。自我は自分がどのような人間で、どのように物事に対処したらよいかを決める基準となるつくりものに過ぎないのです。思考は泡のように浮かんでは消えていきます。

繰り返しますが、思考があなたではありません。あなたは、夢を見ている状態でこの世にいるだけで、かけがえのない存在なのです。

では、私たちの実体とは一体何でしょうか。この身体が、あるいは私の脳が私なのでしょうか。

私たちの身体は内臓器官や骨とそれを覆う皮膚から成り立ちます。しかし、それを細かく見ていくと、タンパク質、脂肪、肉のついた骨…。それを辿っていくと、分子、原子、素粒子…と肉眼では感知できないもの。最終的には、すべての存在は素粒子の振動あるいは波動としか現在の私たちには表現しようのないものなのです。

あなたはすべてがエネルギーの波動であるとお聞きになったこともあったかと思います。しかし、そのときは、そのことに興味を持たれることなどなかったのではないでしょうか。それほど忙しく何かにとりつかれていたのでしょう。

生体物質レベルで言えば、がんであろうとなかろうと、あなたの肉体は早晩機能しなくなります。がんであろうとなかろうと人は必ず死ぬのです。

しかし、私たちはじめすべての生物の思念・行いはすべて素粒子エネルギーの振動・波動として宇宙に刻印・保存されると考えられます。それは生物に限りません。生命がないと思われる物体のあらゆる波動までもが。

その意味で、人は死んでも（肉体が崩壊しても）、本当は死なないのです。私たちの本質は不滅なのですから。

肉体の衣をまとって善く生きる私たちの存在自体に価値があります。あなたの存在はあるがままでOKなのです。

それが丸ごと分かるまで深く探求する人もいるでしょう。それが分かっても分からなくても、宇宙はいまここにあるがままで完璧と言えましょう。

それが分かると、というか腑に落ちると、人はやりたいことができるようになります。あなたは自分自身を思い込みで縛ってきただけに過ぎません。がんになることはこのことに気づかせてくれる宇宙からの恩恵以外の何物でもないと言えるのではないでしょうか。

「あなたは体験し、学び、楽しみ、目一杯善く生きるようにこの世に肉体を持って生を営むように命を授かりました」と現在の私は思っています。というよりそう思わざるをえないのです。

ところがあなたは、忙しさにかまけ、何も感じとることなくあくせくと日々を辛いと思いながら歯を食いしばって過ごしてこられたのではないでしょうか。

がんになったことがまたとないチャンスです。今から生き直したらいかがでしょうか。

「自分の人生を生きる」ということは、誰かと競ったり、自慢するためだったり、または誰かのために生きることではありません。自分が心から喜びを感じることをやっているかどうかに尽きるのです。

家族のために仕事をし、我慢をしながら一生懸命に頑張ることが当たり前で、必死にやっているというのが世間の常識でしょう。「本当にやりたいことができる人生なんて幻想だ」という人も多いかもしれません。

しかし、視点を変えて、今やっていることに新しい意味付けをすることは可能ではないでしょうか。

同じ「仕事をする」でも、生活の糧のためだけに仕事をするのか、何か大切な役割のための仕事なのかで動機もまったく異なってきます。仕事や日々の行いが「人生」というもっと大きな流れの中で、自分にとってどのような意味があるのかを俯瞰してみましょう。きっとこれまでとは違ったものが見えてくるはずです。

病気も同じことです。成し遂げたいことがあるから病気を治したいのか、ただ病気を治したいから治療を受けるかで、予後も異なるでしょう。

一般的に、病気、とくにがんのような慢性的な疾患についてはその原因を生活習慣などに求めますが、私はその人の〈運〉と関連する潜在意識を探ります。病気を発生させている隠れた原因というものが、誰にでも潜んでいるからです。

気づいていただきたい要点を以下に列記しましょう。

(1) 自分を大切にする。後で述べます『喜びから人生を生きる』のアニータ・ムアジャーニさんは「いくら自分を愛しても愛しすぎることはない」と言っています。ありのままの自分を心からいたわってあげましょう。自分を本当に大切にすることは「治す」モードとは異なります。

(2) 頭（思考）で捉えすぎて、自分を責めモードにしてしまってはいけません。また頑張ってしまうのですね。それでは本末転倒です。

(3) 考えることは少し脇に置いて、感じることや行動することをやってみてはいかがでしょうか？ あまりにも思考を使い過ぎて迷路に入り込んでしまった方にお勧めです。思考モードを簡単に変えるには、たとえば映画を観るのもよいかもしれません。号泣するのも悪くありません。心の底から笑うことができたらすごくよいでしょう。

ハート（感情）の方をたっぷり使うと、頭（思考）が休憩してくれるような気がします。

(4) 自分をいたわりながらも、生きて「存在」していることを感じ取ってください。私たちは今まで気づきませんでしたが、喩えようもなく不思議で奇跡的な世界に実は生を受けているのです。それを感謝しましょう。

(5) がんにベクトルを向けるのではなく、好きなもの、楽しいものにベクトルを向けましょう。

(6)「それを今すぐやる」ことです。
くどいようですが、がんにベクトルを向けず、好きな何かを見つけ、それにベクトルを向けて生きるのです。

「今の生活が楽しくない自分には、これといった趣味も特技もない…」という声が聞こえてきそうです。がんになると焦りまくってしまい、がんを治すことだけにフォーカスしているので当然のことだとは思いますが。

「好きなことはがんが治ったらやろう。がんが治ったら楽しむんだ」という感じになる方も多いです。人生を善く生きてこられなかった証拠と言えるでしょう。

そのような自己弁解はこの際一切不要です。だからあなたはがんになったとも言えるのではないでしょうか。もちろん、がんになりそれで死ぬことが「運」によるものであることを無意識のうちに悟り、選ばれた方もいらっしゃるかもしれません。

「楽しむとか、宇宙の摂理など知りたくもない」「そうしたいが、どうしたらよいか分からないので、やめよう」というのも「運」によるものです。ともかく「運」を変えるには思い切って生き方を180度転換することが不可欠です。

余計なことを考えずに、まずは180度方向転換できるようにしてはいかがでしょうか。

今の生活に楽しみを感じられないのは、思考が創出した想像の世界に生きているからではないでしょうか。思考を自分だと勘違いしているのです。

闘病などどうでもよいのです。

治すとか、死にたくないとか、あきらめるとかではなく、おいしいコーヒーを飲み、おいしいケーキを食べたいと思ったら、すぐ飛んで行きましょう。どこかにおいしいお店があると聞いたら、すぐ飛んで行きましょう。イメージの世界でそこへ行き、存分に味わうだけでもよいです。書きたいことを書いてブログに載せようと決心するのもよいかもしれません。どんなことの中にも楽しみは見出せます。たとえ身体は苦しかろうと。素直になることができれば。その視点を持つかどうかがすべてです。言ってみれば、それを持てるかどうかがその方の「運」と言ってもよいのではないでしょうか。

あなたが目指していることが本当にスキなことかどうかを見極める決め手は、それをしているときに「快感を感じるかどうか」。それがすべてです。

がんになったことをありのままに受容し、がんに語りかけてみましょう。

「愛しているよ」と。恐れることなくご自身と対峙されるのです。あなたはご自分と向き合うのを故意に避けてこられました。

大げさな表現かもしれませんが、自分を受け容れるとき、「宇宙の摂理」を垣間見て感動する瞬間が訪れるかもしれません。

これが私にとっての「実存的転換」と言えるものの意味なのです。

デンマークに暮らすN・Nさんという35歳の女性には、クルミ大の固い乳がんのしこりがありました。彼女は、まずコペンハーゲンの「生命の質・研究センター」のセッションを受講しました。病院に行く前に、このセッションの中で何かが得られるかもしれないと期待したからです。

センター長は受講者全員の同意を取り、午後の半日を彼女とのやりとりのために割くことにしました。部屋の中央にキルトを敷き、そこに座ったセンター長の膝に頭を乗せて、彼女は横たわりました。皆はその周囲を取り囲んだのです。

彼はN・Nさんの胸を軽くマッサージしながら、彼女の今までの生活について優しく問いかけました。

彼女は、十二歳のときに母親を亡くしてからずっと、わからず屋でわがままな父親の面倒をみるのに忙殺されてきたそうです。それは彼女にとって負担以外の何ものでもありませんでした。でも、不満も言わずそれにじっと耐えてきたのです。父親は彼女の具合が悪い時だけ少し彼女に優しくしてくれるように思われました。

彼女は病気に逃げた理由を理解しました。そして、自分が「ノー」と言わずに耐えた無意識裡の気持ちを白日の下にさらすことにより、それを明確なものとして捉え、乗り越えたのです。そして感極まり、大声を出して感嘆の涙にくれました。心の底からの感動ないし情動の揺れ動きでした。

すると驚くべきことに、皆の目の前で腫瘍は柔らかくなり、やがて数時間後には触れても分からないほどに縮小して消えていったのです。

こじまもとこさんは子宮がんを宣告された時、がんを切除する考え方に納得できず、「がんだけでなく私全体を治したい」という思いで自分自身と向き合うことを始めました。最初は、食事の摂り方、身体の使い方、自然療法の手当ての方法…と、ここまでは楽しくてよかったのですが、心と向き合い、埋もれていた感情の解放、病の奥にある魂の問題までに及ぶと、過去のトラウマを追体験したり、見てみないふりをしてきた自分の闇が現れたりして、その闇の深さに驚き、苦しみ、疲れてしまうこともあったそうです。

その頃の彼女は、完璧主義者で、完璧でない時は自分で自分を責めていたそうです。「こんなじゃダメだ！こんなこともできないのか！許せない！もっと頑張らないと！」といったように。批判・非難的な傾向が強い反面、自分と向きあう、言ってみれば自分の内面を観るということはとてもエネルギーの要ることだったのです。

しかし、彼女はある時「子宮が引き受けてくれた役割」に気づきます。それは「本来の生き方ができないという自己不全感で苦しんでいた彼女を目覚めさせるために、子宮は『がんになる』という大きな役割を引き受けてくれたのだ」というものでした。言葉にできないほどの衝撃だったそうです。

私たち人間に意味なく生まれた者などひとりもいない。命の尊さ、重さにおいてまったく差がないのと同じように、すべての細胞はどんな状態であっても正常細胞もがん細胞も同じように尊い存在で、それぞれの使命があるのだと雷に打たれたようにわかったのです。その瞬間は、身体を貫いてしまうような、肉体を超えた強烈な魂を揺さぶる衝撃でした。

それからの彼女は、自分にも他者にも理解と許しが深くなったと感じるようになったそうです。

こじまさんはカウンセリングやセミナー、公開講座を展開されていらっしゃいます。私の日本での講演会も彼女の「アイムの会」が何度も主催して下さっています。

アイカ新音道の普及に努められ、全国各地で精力的な活動をなさっていらっしゃるアイカさんは、私たちの魂を癒し、天国に誘うとてもきれいな声で歌われます。『アベマリア』『聖歌・般若心経』など、今この文章を書きながらも、そのすばらしいメロディがありありと耳に再現されてきます。

アイカさんはイタリアに留学され、ソプラノ歌手になる勉強をされている時、甲状腺がんが発覚しました。喉を手術すると発声に問題が生じることを懸念された彼女はご自身でがんと対処されたのです。

サウンド・ヒーリング（体感音響）でがんに対処するミッチェル・ゲイナー医師（彼は最近、医療マフィアらしき者に射殺されたと言われ、自宅近くの林の中で見つかりました。これはマスコミでも報道された事件です。犯人は分からずじまいになっていますが、昨年の一連の犠牲者の中では11番目だったなど、自ずと言わずもがなの雰囲気で捉えられているようです）の本を彼女は携えていました。

彼女はくよくよするタイプだったそうです。まずはそれを１８０度転換しようと、彼女はインドに行って瞑想することにしたのです。そして、心が平安であることを祈ったのでした。そしてがんを受け容れ、その成り立ちを静かに観察しました。がんに愛を送ったと言えましょう。さまざまな気づきがありました。心も言いようもないほど静かとなり、呼吸をしているのさえ気づかないような別世界に入っているのに気づかれたそうです。

まわりは美しく、きらきらと光り輝いていました。彼女はその光輝く光に包まれるという至福体験をしたのです。そこで、ゲイナー医師は彼の本の中で自分の声で感情を表現することを勧めていましたので、それに従い、渾身の心を込めて『アベマリア』を歌いながら彼女は感涙にむせんだのでした。彼女のがんは治ったのです。

少し大げさな表現かもしれませんが、上記三名の方は「**宇宙の摂理を垣間見て感動すると**
いうか深く情動が揺り動かされる」という意識活動を体験されたのです。

先に述べましたが、私たちが生きているこの世界のすべての素粒子活動の振動、言ってみれば、私たちが行ったこと、考えたこと、想念は、すべてはゼロ・フィールドという「量子真空」（分子、原子のない空間）に記憶・痕跡として刻印され続けます。身体のレベルで言えば、肉体の機能が停止するまで。

この「真空」は、宇宙空間に留まらず、私たちの脳神経をはじめとするすべての細胞に遍く遍在すると考えられます（私たちの身体はミクロの世界からみれば、空間だらけなのです）。この場合、同フィールドにアクセスし、そこから記憶エネルギーを取り入れて、神経が意識活動を展開するのです。

私は、悦ぶとか、大げさに言えば宇宙の摂理を感知して感動するのは、難しい表現を使えば、**右脳の前頭前野という脳の領域がゼロ・フィールドの奥底に繋がり、感動的な意識を展開することによって興奮（活発に活動）する**ことに相当するのではないかと捉えています。

同じような状況は寺山心一翁先生の『がんが消えた』（日本教文社）に詳細に述べられています。最近、再販になりました。とても良い本ですので、お読みいただければと思います。

彼の末期がんへの対処は病院を追放された翌日から始まりました。生き方を転換し、がんに「愛」を送ることから始まったのです。良くなっていく過程は紆余曲折を辿りましたが、スコットランドのフィンドフォーンに行かれて、皆のハグを受け、無条件の「愛」を体感されたことが彼の治癒の仕上げになったと言ってもよいかと思っています。

がん治癒の下地を作る飲みやすく吸収されやすいプロポリス抽出液

話を少し戻しましょう。

私は四十歳を過ぎてからやっと念願だったがんの研究を始めました〈当時まだ夢の新薬としてもてはやされることもなかったインターフェロン〈現在では「薬」としてはほとんど使われなくなってしまいました〉が疾病の治癒に役立つのではないかと興味を持ったのは三十代前半です〉。研究室にいた大学院生たちは次々と学位を取って去り、ポストドクターも他の機関に就職した時です。

私の研究室員や同じ部署の職員は、ウイルス・ワクチンの国家検定やウイルスの研究を至上のものとし、がんの研究などにはまったく興味もなく、またそのようなとんでもない研究はすべきではないと思っていました。もちろん私は国家検定の責任者でもあるので、その業務はしっかりとこなしましたが、タブー視されていたがん研究に関心を持つ私ですから、周囲から見れば、変わった厄介な人間とみなされていたことでしょう。

手始めは、生化学的研究を行いやすい肝臓がんが実験材料となりました。

その理由は、(1)組織が柔らかく均質なので、呼吸・エネルーギー産生に関与する電子顕微鏡でなければ見えないミトコンドリアのような細胞内微細小器官を取り出しやすい。(2)実験動物ではウイルスや化学物質の投与でがんを発症させることができる。(3)マウスの腹腔内で植え継げるマウス由来の各種がん細胞株や培養シャーレの中で継代培養できるように樹立されたヒト由来のいくつかの肝がん細胞株がある。(4)人の場合は手術で摘出された、あるいは死後の培検組織が入手可能だったなどのためです。

私はこれら肝臓がん細胞のエネルギー産生機構に大きな代謝的偏りがあり、がん細胞では動物種によらず、ミトコンドリア内のエネルギー産生代謝経路が一か所異なっていることを見出しました。(セント・ジョルジュと双璧をなす二十世紀最大の生化学者であるワールブルグはがんが無酸素状態で糖の分解〈嫌気的解糖〉を行ってエネルギーを得ることを見出しましたが、これとは違ったものです)。

このような代謝経路の偏りを栄養源であるグルタミンに化学構造が似ている薬剤・DON(ジアゾオキシ・ノルロイシンという名の抗生物質)で、ミトコンドリア内の正常肝とは違ったエネルギー産生経路の化学反応をＡＯＡ（アミノオキシ酢酸）で阻害することにより、動物実験レベルではがんの増殖を抑えることができたのです。しかし、副作用が強いので、人に応用することはできません。毒性が少ない阻害剤の化学合成を試みましたが、期待したものは得られませんでした。

そこで、天然物質の中に抗がん物質の探索を行うことにしたのです。そのなかの一つがたまたま日本にも輸入されたばかりのプロポリスでした。それに着目したのは同天然物質に極めて多くの植物由来成分が含まれていることを前もって調べていたからです。

そこから九種類の抗がん物質（図５－１）を見出し、その中のいくつかは化学合成することができました。図の九種類の物質は培養したがん細胞を死滅させることを指標に単離・精製したものです。

ただし、抗がん剤として開発しようとした本命の物質の一つであるＰＭ－１は、アメリカの製薬会社に委託しても化学合成ができませんでした。

もう一つのＰＲＦ－１はその化学構造の解明すらできませんでした。

ＰＭ－３は化学合成し、薬理試験で毒性をほとんど示さないことがわかりました。ただ、あまりにも多彩な生理・生化学作用を示すことが明らかとなったのです。殺がん細胞作用という点で切れ味が鈍いので、人体に多量に投与する際に各種の副作用が出ることは明らかで

抗がん成分の化学式

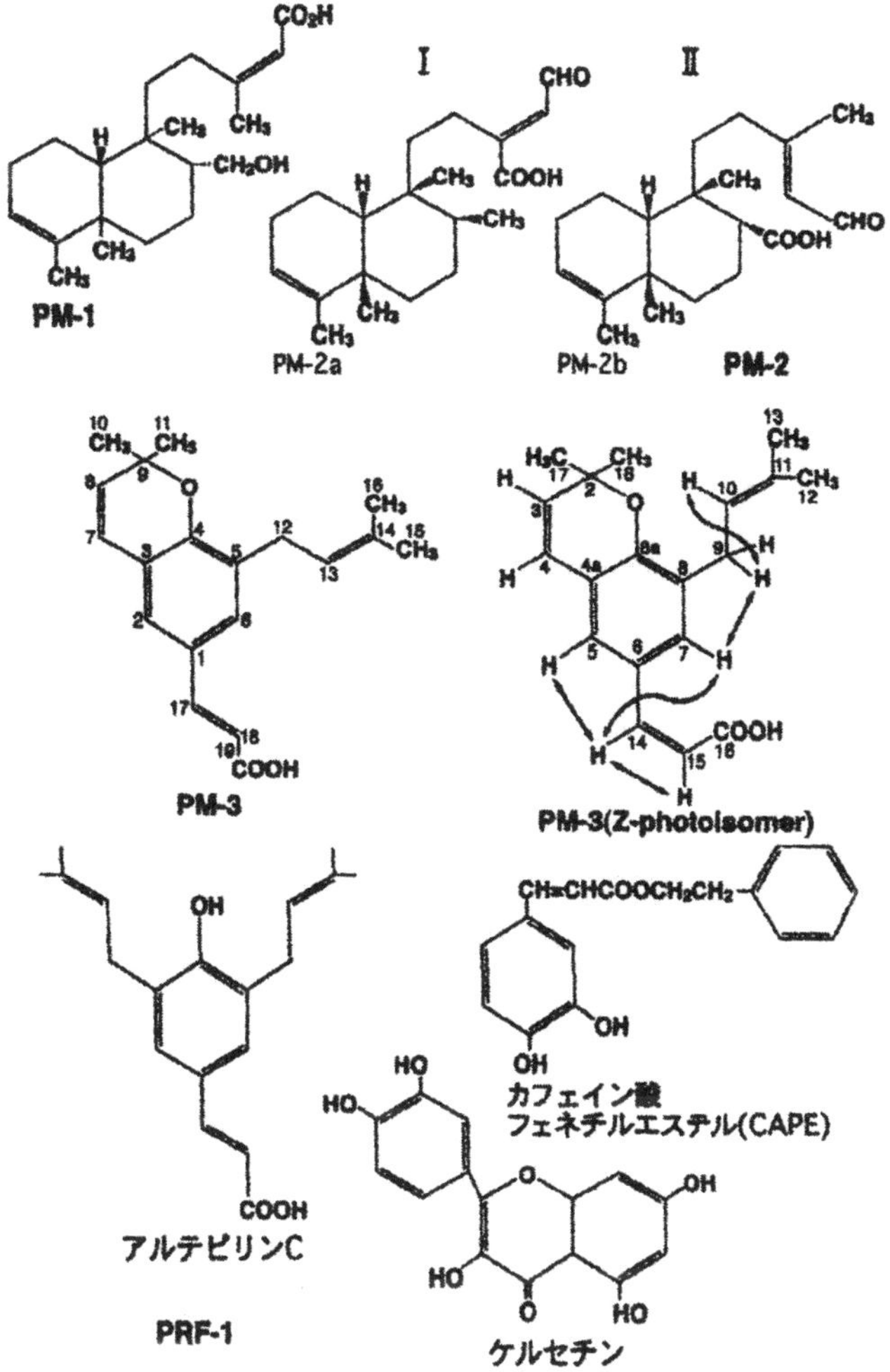

<図5−1>

した。そこで臨床実験を行うことは断念せざるをえませんでした。

日本での嫌がらせと研究妨害による極度の心的ストレスに続く絶望が、がんの発症に追い打ちをかけたことを身をもって納得しました。

これら抗がん物質は多彩な作用を示しますが、飲用した場合は、血液・リンパ液などの体液で希釈されるので、がんに限って言えば、直接的ながん細胞に対する攻撃は行わず、免疫担当細胞に刺激を与える。言ってみれば治癒の下地を作るものと私は捉えています。

もっとも私が調製した飲みやすく吸収されやすい独自のプロポリス抽出液は、患部への直接的な塗布により、表層的な皮膚がん、子宮頸がん、子宮頸部腺がん、子宮体がんが短期（一週間前後）で消滅しました（前がん状態である子宮頸部異形成細胞が消えるには時間がかかります。しかし、くれぐれも市販のエチルアルコール抽出プロポリス液はお使いにならないように。粘膜の壊死が誘発されるという危険な事態が起きるからです）。この抗がん作用が直接的な殺がん細胞作用によるのか、あるいは抗腫瘍免疫態勢誘導の効率がより高まることによるのかは今もって不明です。

いずれにせよ、病巣が深部に至る場合やＨＰＶウイルスが高度に存在するときは、飲用が必要と考えます。

私は自ら調整したプロポリス液を飲み、「運」に導かれ、歓びを感じるとか、大げさに言えば「宇宙の摂理」を感じ取り、情動が揺り動かされることによってがんが治り（良好な経過を辿り…実はこう言わないと科学主事的な現代医療では不適切な表現と言われるのです）ました。もう十七年も前のことです。ちなみに、勤務先のメディカルセンターにあるコロンビア大学病院での検査は受けていません。

ある変性意識状態下で、宇宙のすべてはお互いに緊密に繋がりあい、この世に孤立した存在はないというヴィジョンを体験をして、情動が深く揺り動かされた時、私はもうこれで治ったと確信したのです。

前述のこじまもとこさんもアイカさんも感動とも呼べる衝撃的な深い情動の揺り動かしを体験されていらっしゃいます。肉体レベルで言えば、前述しましたように右脳・前頭前野が後述のゼロ・フィールドの深部に繋がり、活性化されたのでしょう。そして、ご自分で治ったことも了解できたのです。

がんの消滅は、がん細胞を認識したリンパ球（キラーT細胞、細胞障害性エフェクターT細胞、ナチュラー細胞様リンパ球サブセット等）の数が増え、その殺がん細胞活性が亢進するか、がん細胞のアポトーシス（細胞の自殺）が誘導されて起きるものと考えられます。

プロポリスの飲用は、多くの症例から見て、上記抗がん物質類が低濃度で免疫担当細胞に刺激を与えることによって、多分前者が起こりうるように、言ってみれば、「治癒の場」としか言いようのないものを作るように思われます。アポトーシスを誘導したと思われる例も中にはあります。

プロポリス抽出液に含まれる少なくとも九種類の抗がん物質が血中にある程度の低濃度でマクロファージを刺激し、細胞間情報伝達物質（インターフェロンや腫瘍壊死因子等）であるサイトカインの分泌を亢進したり抑制したりすることが確認されています。

独自の手法で調製された飲みやすく吸収されやすいプロポリス抽出液はリンパ球の動態を揺り動かすという点で「治癒の場」を作ると言えましょう。これらリンパ球が抗腫瘍免疫態勢を取るようになるかは、あとで述べます無意識の方向付けが行われるかどうかにかかっているのです。

プロポリスで良好な経過を辿った例のいくつか

さて、がんに罹患された方に

いきなり楽しむことをお勧めしていますが、

それは私の体験から出たものなのです。

私はプロポリス抽出液を飲み、治癒を模索しましたが、それを契機として方向転換することによって図らずも、心から歓び、感動する体験をし、これでがんが良くなるに違いないと思ったのです。

私の研究目標はすでに述べましたように、プロポリスに含まれる殺がん細胞活性を持つ化合物を抗がん剤として開発することでした。

しかし、独自の手法で調製したプロポリス抽出液を飲用してもらい、がんが治った例も多かったのです。

アメリカの大学・研究所に来てオフィスの机の上に最初に見たのは、秘書がメモしておいてくれた、直腸がんの理論物理学者とすい臓がんと診断された方のご主人からのメッセージでした。私は研究室のスタッフに実験を指示する一方、自分でプロポリス抽出液を調整し、無償で差し上げたりもしていたのです（二人とも良くなられました）。

私はプロポリスを飲みながらも、他にどうしたらよいのかわからないので、ベッドで横になっている日々が続きました。しかし、寝てばかりもいられないので、以前、瞑想のトレーニングを行うとき教わったカウントダウンの呼吸法と身体の動きを実況中継する瞑想を行っていました。

プロポリスの抗がん物質が飲用により、血液やリンパ液等の体液で希釈された状態でがん細胞を死滅させるとは考えられません。治癒には何らかの心的要因が関与しているように思われました。

がんを治す薬を作らなくても、がんを治す方法を見つければよいのだ！私の人生の180度の転換とも言ってもよいほどの衝撃的な啓示でした。

意識の勉強は心が躍るほどの楽しみを与えてくれました。変性意識状態下で「宇宙の摂理」の一端を何度か垣間見た時は、心からの深い感動を覚えました。

ある東大の先生は前立腺がんで、病院ではホルモン剤の投与を受け（女性ホルモンの投与が前立腺がんの治療に有効だというのは、いまでも有効で正しいとされる数少なく珍しいノーベル賞受賞説です）、私の調整したプロポリスをお飲みでした。それでも前立腺腫瘍マーカーであるＰＳＡ（Prostate Specific Antigen: 腫瘍特異抗原〈前立腺内で固形化した精液を溶かすたんぱく質分解酵素〉）の値は１０００を超え（基準値は3.5）、骨にも転移がありました。

私は彼に今までのパターンを変え、ご自身にとって目いっぱい楽しめることを見つけ、それに没入することをお勧めしました。

今、彼のＰＳＡ値は０・０２前後。完全に治ったようです。昨年の講演会にも来られました。学会に出席された折、足をのばされたそうです。

ある悪性リンパ腫になられた女性はヨガの先生でした。最初は抗がん剤治療を受けていらっしゃいましたが、副作用が耐えがたく、中止されました。

そして、抗がん剤治療を止めようと決心した時、心機一転されたのです。

「自分はこの世に生きている役割がある。元気になったら、恩返ししたい」と思われたそうです。

まだ正式なレッスンはできないので、ボランティアでヨガを教えることにされたのですが、「目に見えない大事なものを頂いている。月謝を頂くよりも、自分の中では喜びが大きい」

と述べられています。

ヨガ・グループでは、学習会を定期的に開いていました。彼女は集まる人たちのために食事の準備まで行っていたのです。「私は、皆で食事をするのが大好き！準備は大変だけれど、皆が『おいしい』と喜んだ顔を見せてもらえる中に居させてもらえることが幸せ！」

彼女は次のようにも言われています。

「がんになる前は、不満ばかりの『くれない症候群』。『こんなに頑張っているのに、認めてくれない…』と、そのときは気づかなかったが、報われない思いで生活していた。今は、朝、目が覚めただけで幸せ。雨や雪が降っても、特別なことがなくても、心がフワーっと暖かくなる。毎日が幸せ！」


あるカルチャーセンターの英語の先生は、B型肝炎ウイルスのキャリアでした。彼女のクラスを受講する生徒さんの中には高齢者も多く、体調の悪い方もいらっしゃったのです。そこで彼女は、その方や生徒さんの知人にプロポリス抽出液を紹介されました。

彼女は言っています。

「皆、良好な経過を辿ったので、お役に立ててうれしい」

「学校主催のハイキングの時、前を歩く前立腺がんが良くなった年配の男性が、私の方を振り返り、笑顔を見せてくれたのです。心の底からの幸せを感じ、深い感動を覚えました！」

しばらくして、私の知人の肝臓病専門医師のクリニックで検査をすると、肝炎ウイルスはすっかり消えていました（ウイルスが消えるのも、がんが消えるのも、リンパ球を介する細胞性免疫による場合、同じようなメカニズムを介します）。

歓ぶことはＡ10神経（快楽神経、多幸神経）が活発に働くことです。

同神経細胞は脳幹部に一万個ほどあり、ドーパミンを介して作動しますが、その神経線維は性的オーガズムを感じると興奮する部位に分布します。

がんに罹患している患者さんにアポモルフィン（イギリスでは大脳基底核の黒質という器官にドーパミンが減る病気であるパーキンソン病の治療に使われます）というドーパミンを分泌させる薬剤を一錠飲んでもらうと、ドーパミンの分泌が起きず、健常者とは異なり血液中に一過性のコーチゾンと成長ホルモンの上昇が見られません。

どのような形を取るかはさておくとして、性的悦びを感じることは抗腫瘍免疫態勢を誘導するのに有益です。

しかし、A10神経の活性化は性的なものに限定されるわけではありません。ひらめき的な直観を持つこと、我を忘れるような楽しみに浸っているときも同神経は活発となります。先程のB型肝炎の女性は無償の愛を捧げることに喜びを見い出されたのでした。

A10神経（快楽神経、多幸神経）が活動することは右脳・前頭前野が活性化することによって意識化されます。

飲みやすく吸収されやすいプロポリスを飲んで、劇的な回復をされた方は多く、術後に浸潤しているようながんが再発・転移したような例も皆無です。しかし、その方たちから詳細なお気持ちの変化を聞いた例は意外と少ないのです。

また、先のこじまさんやアイカさんのように「宇宙の摂理」を感受して深く感動することによって良くなったような例はあまりないようにも見受けられます。

私はその治癒例に「直覚」的な無意識裡の意識の方向付けも関与しているのではないかと推測しています。また、生きる具体的な目標を持たれたのがよかったと思われる例も多いです。要するに、飲んだものが良いものだと直感（洞観）されるかどうかも重要な通奏低音になっているのではないかと思われるのです。その際にも、私は右脳・前頭前野の活性化が関与するものと捉えています。（拙著『ゼロ・フィールド・システムーがん研究者が自ら体験

したがん克服法』〈きれい・ねっと〉参照）
ある典型的な例をあげましょう。直腸がんステージⅢｂで良くなられた方が、骨肉腫の飼い犬にプロポリス液を与えられました。患部だけの摘出手術ではなく、大腿骨からの切断手術が予定されていたそうです。がんはほどなく消えました。動物は勘、より言葉を選べば「直覚」あるいは「洞観」が鋭いのかもしれません。
例えば、ある八歳の老猫は食事も摂取せず、排泄もできない状況となり、獣医さんに行くと、処置を嫌がり暴れました。よくて二～三日の寿命と言われたそうです。飼い主がプロポリス液をスポイトで垂らして口に入れると寝込みました。起きてからはそれをほしがり、２年間元気で暮らしたそうです。死んだのは老衰だったのでしょう。

通常の前立がんなどは簡単に良くなります。８センチメートルの前立腺がんがあった方は、医療処置をまったく行いませんでしたが、飲用二～三週後には消滅しています。息子さんが知り合いの内科医で、血液検査も行いましたが、がんが小さくなるにつれ、ＮＫ様リンパ球サブセットの三種あるうちの中程度の活性を持つリンパ球が上昇していました。一番活性の強いものは減少傾向を示しています。
宣伝で言われるように、プロポリスには免疫増強作用があるというのは何といい加減なものなのでしょうか。余談ながら、プロポリスにはビタミン、ミネラル等の含量はなきに等しいのです。また抗菌作用も、直接的には色素染色（グラム染色）で染めて判定するグラム陽性菌にしか主として働きません。陰性菌であり皮膚常在菌である大腸菌や緑膿菌には直接的な抗菌作用はないに等しいのです。

彼は私の調整したプロポリス抽出液を心から信じ、良くなっていくことを心から楽しまれたのではないかと推測されます。

皮膚をつきやぶるような巨大な乳がんや治ると思えない末期症状が消えた症例も多いです。術後の再発を防ぐために、よく医師は「念のために抗がん剤を…」という例が多いですが、とんでもないことです。プロポリス液をお飲みになるのが一番無難ではないかと思います。

しかし中には、人にもよりますが、よくなりにくい例もあるのは事実です。このような場合、私はプロポリス抽出液を飲むだけでなく、それこそ深い情動が強く揺り動かされることが不可欠ではないかと思っています。

そこで、まず「楽しみを見つけて下さい」と申し上げるのですが、「どうしたらよいのか見当もつきません」というような言葉に接することもしばしばです。

それが、その方の「縁」あるいは「運」なのでしょうか。あるいは誰かに（具体的には医師などに）依存することしか考えないのでしょうか。それともそれが「その人の人生」なのでしょうか。私の悪い頭ではわかりません。

すべてはご本人次第なのです。


カウントダウン呼吸法を行うと余計なことを考えなくなります。私たちは一日中あるいは睡眠時でも何とくだらないことを何百回も反芻していることでしょう。過去のことを思い出しては、それを未来に投影して、要らぬ心配ばかりして、今しかない「今」に生きることがありません。同呼吸法は、脳波をα波、γ波、場合によってはδ波にまで変動させ、ゼロ・フィールドの奥に繋がりやすくさせます。要するに、余計なことで頭を煩わせることなく、直覚力を持ちやすくさせるのです。

すると、身体の動きを実況中継することが難なくできるようになります。これを短時間でも構わないので、思いついたとき、あるいは不安になったときに繰り返すことを習慣にするようにすると、いわゆる「気づき」が突如襲来するごとくやってくることがあるはずです。大げさに言えば一種の「悟り」と言い換えてもよいかと思います。

身体の動きを実況中継することは、「ヴィパッサナー瞑想」とも言われますが、それを行うと楽しい気持ちを体験することもあるようです。身体の動きに注意を向ける領域の神経群

（時間・空間の変化を感知する神経領域）はA10神経や右脳・前頭前野も繋がっているからです。

　前述した楽しむこと。すなわちA10の活性化は右脳・前頭前野とも繋がっています。より正確に言えば、右脳・前頭前野が働くことで（ゼロ・フィールドの奥とある一定期間繋がることで）、「楽しい」と意識化されるのです。

「存在」に対する深い気づきを持ち感動するのも、右脳・前頭前野の働きを介するものです。

　深いレベルの「直覚」あるいは「洞観」も同じものと言えるでしょう。くどいようですが、深い「気づき」を持ち感動するというか、情動が深く揺り動かされるのも、右脳・前頭前野の活性化によって意識化されることにほかならないと私は捉えています。

　最初にN・Nさん、こじまもとこさん、アイカさん、それに寺山先生の例を挙げましたが、この方達にプロポリスなどは必要なかったのです。

　私としてはがんの末期状態の方こそ、プロポリスを使い、深い「気づき」と「情動の揺れ・動かし」というか「強い感動」を体験していただきたいと思っています。

　しかし、それができるかどうかも、その方の〈運〉が変るという、そうした「運」次第なのでしょうか。

Ａ10神経を介在した神経の繋がりと右脳・前頭前野の働きに関する仮説的考えを図式化したもの（図５―２、図５―３）を示しました。

一言で言えば、右脳・前頭前野の活性化がすべてのかなめになるように思われます。そのために、日常と繋がりながら非日常的な「別世界」に入るヒントを列記してみたわけです。

これは、単なる精神論を述べているのではありません。動物実験で同領域は免疫能調節の中枢と考えられています。ですから、私たちの肉体レベルでも理にかなっているのではないでしょうか。

このような際、私は聞く耳を持つ素直さや、あとで触れますがゼロ・フィールドに内蔵される〈運〉を考えると、複雑な気持ちになります。というか、患者さんの症状だけに関するご質問への対応に疲れ切っているというのが実情なのです。

それぞれの方によって違った生き方、あるいは「運」とも関連する複雑な要因とも直面することになりますので。

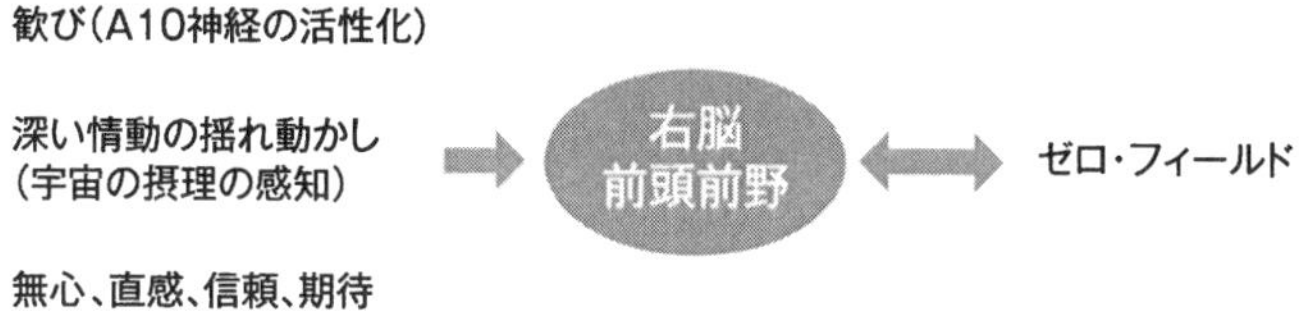

＜図５−２＞

プロポリスの飲み方と称して、それを何ミリリットル、一日に何回、それもいつといったようなご質問には、目安という形で「このような方もいらっしゃいますよ」と、対応せざるをえない場合もあります。しかし、本当はご自分で飲まれて決めていただきたいのです。多く飲まれて問題はありません。ところが、とくに最近、そこに経済的な問題が介入してくるようにもなりました。

粘膜上皮性（0期）の子宮頸がん、頸部腺がん、子宮体がんと聞くと、正直なところほっとするのが実情です。右記の問題を考えなくてもすむためです。

ともかくがんを治す「薬」、より正確に言うと「治癒を引き出すメカニズム」は気づかれることなく私たちの身体の奥深くに隠されています。

繰り返しますが、私たちは、くだらないメディアにより国家レベルで洗脳されています。「がんは治

時間・空間を認識する脳のネットワーク

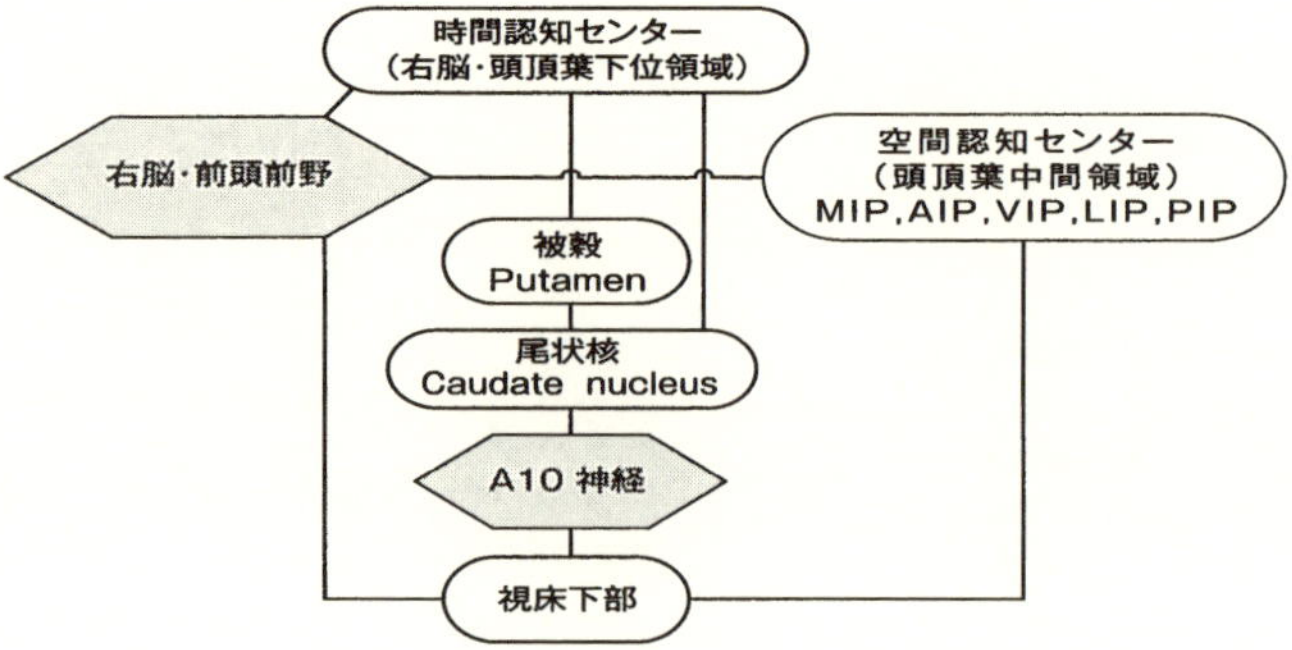

＜図5−3＞

療を受けなければ治らない」と。しかし、それに気づかず一生を終えられるのもその方の「運」なのでしょう。

ホジキンス病と言って悪性リンパ腫が皮膚の表面にできる病気で抗がん剤治療を受けたアニタ・ムアジャーニさんという香港在住のインド人女性は、治療が効を奏さず、危篤状態となり、臨死体験をしました。

そこで、彼女が通常の意識とはかけ離れた変性意識状況下で心から感得したことを要約すると以下の三点でした。

○私たちは宇宙の意図によって創られた見かけ上は肉体という衣をまとった一つの表現にほかならないが、本来はすばらしいエネルギー的存在なのである。

○一つの根源から生じる生命のタペストリーの中で、すべてはみな繋がりあっている。

○全宇宙は無条件の愛から成り立っている。

奇跡的に蘇生した彼女のがんは日を追って消えていったのでした。

エイズウイルス感染末期だったニロ・アシステントという女性は別世界に入り、心の底からの至福体験をして、ウイルスが消えています。(詳細についてご関心ある方は、他拙著参照を)。

再び、がんは誰が治すのか。

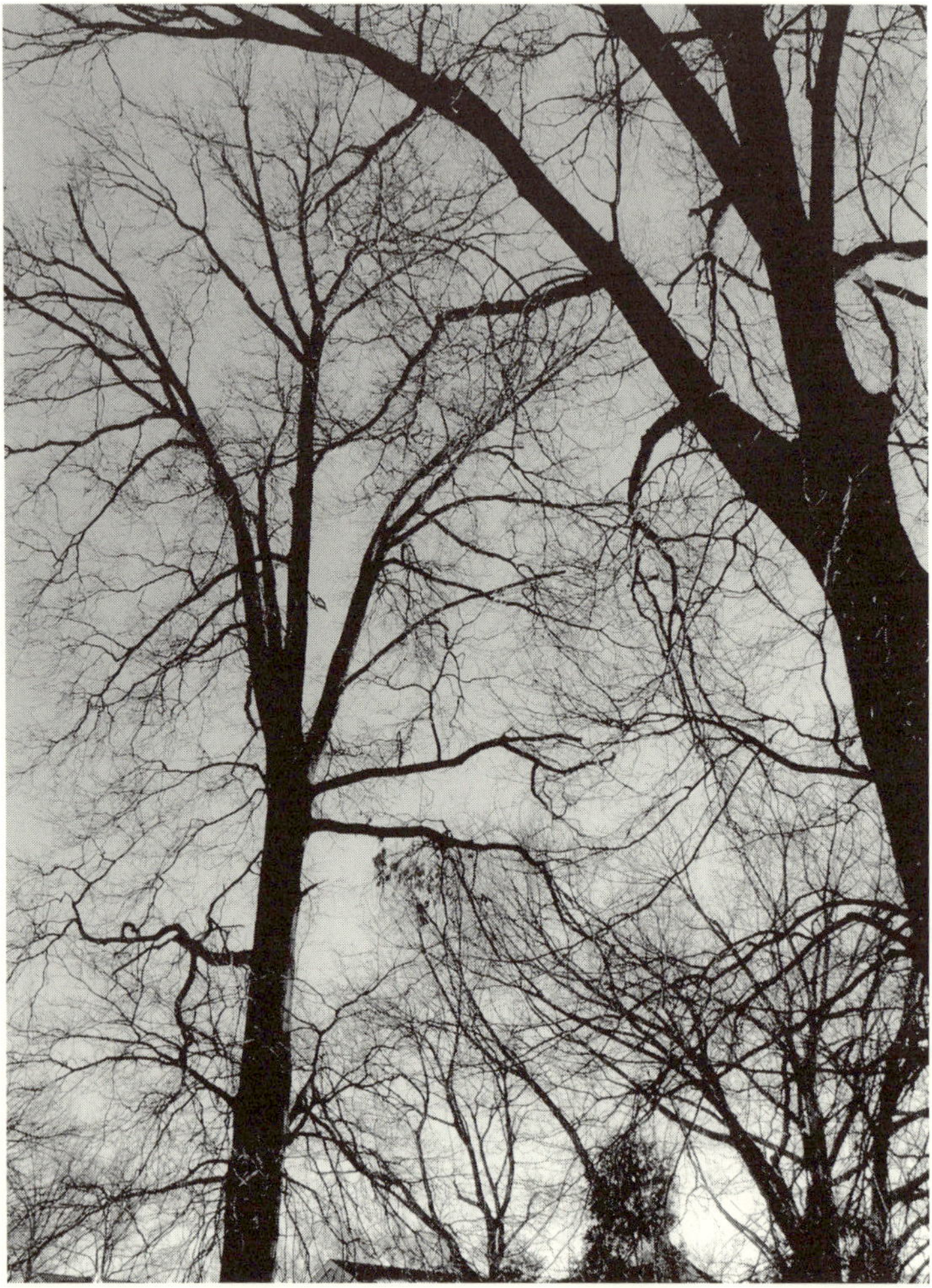

第六章 「魂」？ それは体外にあるのだろうか？

なせ自分は存在するのか？

このごろ日本の古代文明に興味を持たれる方が増えてきました。日本人のアイデンティティを明らかにすることもその一因ではないかと思われます。

神話をGHQによって抹殺された日本が滅亡に向かっていることを直観的に感じ取っておられるからではないかとも推測しています。

本書の裏表紙に「霊」という言葉をやむをえず使いました。というのは、私は「霊」あるいは「魂」なるものが何なのかがまったくわからないからです。死んだら、「霊」あるいは「魂」はあの世で生き残るのでしょうか。そして私たちは生まれ変わるのでしょうか。

私は、治癒を模索しながら意識について学習することにより、とりあえずは基本的に納得できるように思われる生命の創出・自己組織化観を得るにいたりました。それは最後の章で触れましょう。

「霊を祀ること」に関連すると思われる神社、仏閣に、私は今までまったく興味を示すことはありませんでした。ただし、「言霊」という単語だけは例外として使うことがあります。私たちの発する言葉には思いもかけないような生命力が宿っているように感じるからです。

ところが、胎内記憶のアンケート調査を行っている池川明先生とおっしゃる産婦人科医が講演で、肉体に宿る前の霊魂が両親を選ぶということを話されていることを聞き及び、いたく興味を持ちました。アメリカに講演に来られた時も、また私が今回日本に一時帰国した際にもお目にかかり、お話を聞き、今後の調査の成果を教えていただくようお願いしました。これからこのようなことを調べることも私のライフワークになりそうです。

私は小学校に行く前の幼い頃から、家の近くの路地で呆然と佇んでいました。なぜ自分がここにいるかが分からなかったからです。変わった子供だったのでしょう。

コネもなく教授に取り入ることも不得手なため大学のスタッフとなることもできず、好きな研究を行うこともできなかった私は、やっと念願のがんの研究に単独で携わることになりました。そして四十過ぎてから、前述しましたがアメリカに渡りがんを発症しました。しかし、自らを実験台として治癒を模索し、がんも現代医学の医療処置によらず治りうることを知りました。今後は講演や執筆も辞め、余生は念願の疑問を追及しようと思っています。

○この世に生きているということはどういうことなのだろうか?
○「霊」なるものはあるのか?
○「運」とはどのように発現するのか?

後述しますゾクチェン思想は、この世の成り立ちと生命の創出について深い洞観を行ったものです。生命は次元を変えてその発現過程をあらわにしますが、そのプロセスの次元で〈気〉〈縁〉〈運〉と並んでスン(gsung):真性の言語伝達様式と一緒にトゥク(thugs):躍動する霊性の認識的渇望という言葉が出てきます。

こうしたことから、生命は「霊性」という側面を内蔵しているものと考えられます。

私は手元にある本をもとに、今まで人類は「生命」をどのように捉えてきたかを探ってみることにしました。

古代ギリシャ哲学者たちによる生命観

動脈（artery）はラテン語の arteria に相当しますが、元来は古代ギリシャ語に由来します。そして、そのもとの意味は何と「気管」。さらに語源を辿れば空気（air）と同根なのです。これに対して静脈の vein は始めから「血」とか「水脈」を意味します。動脈は気管で、静脈が血管という奇妙な言い方はどうして起こったのでしょう。

古代の西洋医学において有力だったアレクサンドリア学派の医学者たちは動脈には一種の気体が流れ、静脈には血液が流れると考えていました。この学説はコース学派の医聖・ヒポクラテス以来の大医学者と言われるガレン（ガレノス）が出るまで四世紀以上にもわたって定説だったのです。

ヒポクラテスは学説というよりは医術の人でした。彼は発熱した患者の身体を温めて治療したこともあると文献に記されています。

彼は医神・アスクレピオスの子孫と言い伝えられています。ヒポクラテスが現れる以前、病人はアスクレピオスの神殿まで巡礼し、そこで羊の皮をかぶって寝て一夜を過ごしたこともあったようです。見た夢を神官に告げ、それをもとに治療が行われたりしていたのです。

血液そのものに関して、古くアリストテレスは、「血液は栄養。それは液体か固体で、それらが熱の力によって調理され変化を受ける」云々といったように現代の生理・生化学における代謝の概念の萌芽とも呼べるような記述をしています。

プラトンの門下生だったアリストテレスは、おそらく幼い時から、生き物には天才的な眼光を煌かせた博覧強記の人だったと思われます。彼の分厚い著作がそれを物語っています。彼の『動物誌』には言葉は出てきませんが、明らかにミツバチと関連したプロポリスにまで言及した文章が見られます。

彼は生成・消滅してやまない多彩な自然物の中には、どうしても「生」という言葉を冠して呼ばざるをえない自然物とそうでないものとが区別されると深く観得していたものと思われます。

生個体を生個体たらしめている根本は、この形ある動きに自己を現実化しているある何者かがあるからです。生き物を、そうでないものから見分けさせているのは、帰するところ、このある「生の原理」とも呼ばれて然るべきものだったのでしょう。

このあるものをアリストテレスは「霊魂」（プシュケ）と呼んでいます。

私たちの目の前に茂る草木や、その下を走り回る動物は、それぞれに霊魂と身体との結合体。彼の理論に従えば、「形相—質量結合体」なのです。

アリストテレスの死後（紀元前３２２年）まもなく、アレクサンドリアには解剖学の父と呼ばれるフェロフィラスと、生理学の父と呼ばれるエランシストラトゥスが現れ、極めて有力な医学の中心が出来ました。

ヘロフィラスは、公開で人間の解剖を行った最初の人との記録があります。脳の機能を把握し、神経の性質も知り、動脈と静脈の区別も認めていたそうです。

一方、エランシストラトゥスの生物観はアリストテレスのそれを逆転したものでした。アリストテレスは先に述べましたように霊魂を内在的に考えていました、彼はそれを体外にある諸力と関係があるとみなしたのです。

エランシストラトゥスは人間の体内を走る3つの枝脈状のものに注目し、人体内のすべての器官はこの三種類の管状物から成り立つと唱えたのです。つまり静脈、動脈、神経である。「静脈」は血を体内に運ぶ（アリストテレスは、血は食物が肝臓で処理精製されてできたものであり、それは心臓に送られると唱えました）。一方、空気は肺によって体内に取り込まれ、心臓に送られて特別な気体、つまり「生気」に変えられ、これが「動脈」を通じて体内に送られるとしたのです。この「生気」は脳に行くとさらに精妙にされて「霊気」となり、これが「神経」によって体の各部に送られるとしたのです。

彼はこのような人体観に基づき治療を行い、相当の効果を上げたと言われています。当時は瀉血法が盛んで、ほとんどどのような症状に対してもこれが行われていましたが、エラシストラトゥスはこれを行わず、むしろ保健を重視したそうです。具体的には適度な運動と節食と蒸気風呂であったそうです。食薬一如、養気摂生の古代西洋版と言えましょう。

生命の根源的なものが体外にある、という見方に立てば、俄然、人間の呼吸というものが重要になります。というのは不断に人間の体内に出入りするのはまさに息だからです。ここからエランシストラトゥスの思想、及びその系統に繋がる思想はニューマティズム(pneumatism)と呼ばれるようになりました。精気説、気霊説です。プネウマ(pneuma)は「ぷうー」と吹くときの音象徴を語源としています。

ところが、これより先、ターレス、アナクシマンドロス、ヘラクレイトスと並んで前6世紀、小アジアの地中海岸のイオニア地域に発生したと言われるイオニアの自然科学思想を代表するアクシメーシスは「『気』が存在するものの原理である。なぜなら、それから一切のものが生成し、また一切は再びそれに消滅していくから」、「我々の魂は『気』であることによって、われわれ同志を結び合うあたかもそれに似て、プネウマ（気息）すなわち『気』は全世界を包む」と『断章』で言っています。

この観念は、古典ギリシャの自然学者たち、分けてもストア派の自然観では、生命（いのち）を問題とするときに、「気」は精気，性気，生気、霊気等いろいろな姿で登場してきて、生物学や医学の基本概念の一つとなるという点で、マクロコスモスーミクロコスモスの思想の根底となりました。

エラシストゥスから約四百年して現れたガレンは、アレキサンドリアにも学び、地中海周辺の医学のすべてを習得したと言われていますが、彼の本領は独自の解剖にありました。彼は「動脈」は「気管」ではないことを突きとめたのです。これは画期的な発見であり、彼の医術は16世紀にまで及んで用いられたと言われます。さらに彼の著書は十九世紀まで研究されていたそうです。

ガレンは哲学的にはアリストテレス的だったと思われます。しかし解剖学的には驚くほどエラシストラトゥスの見解を踏襲していました。動脈には気体ではなく液体である血液が流れているとしたのは大発見でした。しかし、彼はそれでもやはり「気」はそこにあると考えたのです。

つまり、肝臓によってつくられ、静脈によって配給される自然の気、つまり「自然精気」、心臓によってつくられ動脈によって配給される「生命精気」、神経によって配給される「動物精気」といった記述がそれを示しています。

気は解剖学的には目に見えません。しかし解剖学的な存在の背後に、それを生かしている何者かがあることを想定せざるをえず、エラシストラトゥス以来の「気」の説を作業仮説として用いざるをえなかったと言えるのではないでしょうか。この仮説はその後十数世紀にわたってキリスト教及びイスラム教ヨーロッパにおいて支配的だったのです。

近代・現代の生命観

生命の本質は変化です。その変化は〈気〉によって生じるのではないでしょうか。つまり、生命は。常に気のバランスを取ろうとして変化を続けるプロセスだと言うことです。しかし、二十世紀後半にあって、「生気論」は生化学や分子生物学の台頭により精彩を失いました。それを公言することは、非正統的であり、排斥されるべきものでもあったのです。

現代は生命の中核がＤＮＡという遺伝子であるという物質的世界観に基づいた時代です。

しかし、パスツール研究所長だった先駆的な分子生物学者のJ・モノーは「遺伝暗号の理論は生物学の本質的な基礎を作りあげることとなる」、しかし、「もちろん、このことは、生体の構造や複雑な機能がこの理論から演繹可能であるとか、さらにはそれらが分子の尺度でいつでも直接分析できるといったことを意味しているのではない」、また「今日、DNA暗号理論が生物圏すべての問題を予見するとか解決したりすることは不可能であろう」と、述べています。生命的自然における個的形態の形成ないし造形に係る問題は同理論では対応できないと言うのです。

話は戻りますが、人間が「気」の説を考えずに、「血」のことを考えるきっかけとなったのは、何といってもウイリアム・ハーヴエイの血液循環論（1629年）です。ここにおいて動脈と静脈の血液は同じものであり、血液を動かすのは心臓であるということが明確にされたのです。ここで明らかになるのは「心臓と血液」の関係が「ポンプと水」との関係に還元されたことであって、当時ますます有力になりつつあった機械的宇宙観とも合致していました。

そして、西洋医学はこの線で進んできたように思われます。心臓は人間の作ったモーターによって代用され、弁膜も血管も人工あるいは再生医療で作ったものが天然のものに変わりつつあります。血液も人工血液で間に合うのです。

このように考えると、西洋医学の歴史とは、「自分」から「自分の身体」を切り離していくプロセスだったとも言えるのではないでしょうか。

血液の循環はハーヴエイ以来の生理・解剖学の説明でよいでしょう。しかし人が怒ったり、恥ずかしがったりしたときに顔が赤くなるのはどういうわけなのか。赤くなるのは顔への血液の供給が少し増加することによって起きます。

しかし、「恥ずかしい」と思うのは、まったく血液循環を物理的に左右する因子ではありません。しかし現実に恥ずかしいと感じた時には顔が赤くなるのです。今の科学はこれに答えてくれません。自律神経の働きでその一端を説明されることはありますが。「科学」といっても説明できるのはほんの一部なのです。それでは無知と大した変わりはないように思えます。

「自分」が血液循環に参加・関与し、〈気〉や〈運〉の働きの介在を経て血液に影響を与えると言ってはいけないのでしょうか。

熟睡者と死者は一見よく似ています。どこが違うかと言えば、夏の暑い時に、何時間眠っていても腐りださないのに、死体ならば腐臭を発し、ハエが来ることでしょう。両者の外見的な違いは呼吸だけなのです。魂は呼吸と離れがたく結びついているので、その魂は人間の身体の中に自在に出入りするものと古人が考えてもおかしくはありません。

プラトンの霊魂不滅説

プラトンは不滅の霊魂は人間の体外にあるものであって、それが誕生時に人体と合体すると言いました。それは彼の直覚的洞観というよりむしろ古代に広く行き渡っていた信念を代弁したものと言ってもよいのではないでしょうか。

本当の「自分」が一種の「気」を内蔵しているという立場に立てば、それは先に述べたように現象に参加することができます。逆に自分の魂が肉体の外にその存在の根源を持っていたとすると、「自分」と外との関係もずいぶん違うものとなるに違いありません。その場合、人間の魂は、森の精や水の精とも親密な関わりを持つのではないでしょうか。

生まれる前も存在していた霊魂が死後に消滅するはずはない。かくしてプラトンは肉体とは別に存在する不滅の魂の存在を説いたと思われます。つまり、プラトン的な考え方は、アリストテレスが出てくるまでは地球の方々にあったと推定した方が無難なのではないでしょうか。

西欧の哲学はプラトンの注釈にすぎないといった人もいます。

プラトンの思想は「実在論」（リアリズム）といわれます。プラトンは自分のアカデミアの後継者に、その後「唯名論（ノミナリズム）」を説くアリストテレスではなく、スペウシッポスという甥を選んだのでした。

ローマ帝国がキリスト教を公認した際に哲学として採用したのがプラトンの「イデア論」です。「魂」は「神」に置き換えられました。


それに反してアリストテレスの思想はキリスト教にとって不都合だったので、ヨーロッパから追放され、アラビア語に翻訳されてイスラムに伝わることになりました。しかし、十世紀になると十字軍遠征を契機として東西の貿易と文化交流が盛んになり、当時イスラム支配下にあったスペインの首都トレドでイスラム神学者とユダヤ教のラビによってアラビア語のアリストテレスの著書がラテン語に翻訳され、十二世紀にヨーロッパ各地で出来つつあった大学でその著書の注釈が行われます。それがスコラ哲学といわれるものです。

古代ギリシャにアリストテレスという偉大な哲学者がいたということは驚きを持って迎えられ、その影響は画期的なものだったそうです。一世紀の間、アリストテレスの著作はヨーロッパから失われていたのです。

古代ギリシャの賢人たちは、「広大な宇宙」に思いを馳せ、今日の「原子」といった概念を打ち立てました。また、自然的生命の発現を「生成」（ポイエーシス）、言ってみれば種から茎、葉が生じ、花を咲かせ、散っていく生命現象として観察し、その真相を把握・理解しようとしたのです（プラトンによれば、同語は「あるものがまだそのものとして存在していない状態から存在〈ｏｎ ｔｏ〉へと移行することについての一切の原因」のことを指します）。

古代思想への回帰

時代は移り、ニュートン力学を超え、電子や原子といった目に見えないものを扱う量子力学が二十世紀に誕生しました。その基盤となったのが東洋思想です。

エルヴィン・シュレジンガーはヒンズー教の「ヴェーダンタ哲学」に深い興味を示し、彼の波動方程式が東洋の諸原理を記述していると述べ、著書の中で言っています「一切の精神は一つであり、私はあえてそれが不滅だと言いたいのです。西洋の言葉でこれを表現することはできません」。

ニールス・ボーアは「我々は仏陀や老子がかって直面した認識的問題に向かうべきである」と言っています。彼はナイトに叙せられたとき『易経』に由来し、道教で重視された「陰陽対極図」を家紋としました。

「ボーム・アラハノフ効果」を見出したデイヴィッド・ボームはクリシュナムルティと親交を深め、すべてが内蔵された「あの世」に対応する「暗在系 "Implicate Order"」を提唱しました。私たちが生きる「この世」が「明在系 "Explicit Order"」なのです。

なかでもほとんど知られることのない十四世紀のチベットで大成されたゾクチェン哲学は、まだ現代科学にとってはとりつく島のない「宇宙の根源」と「生命の創出」を説く未来的な可能性を秘めたどこにも類似のものがないような独自の思想体系なのです。

今の科学は「生命」がどのように生じるか、まったくわかりません。ましてや「病気」とは何であるかも。科学は生命を創れません。操作することはできますが。科学を創ったのは生命なのです。

私が生命の自己生成・組織化（オート・ポイエーシス）に同哲学を引用したのは、それが古代のギリシャ哲学者をはるかに凌駕した深遠で究極的な直覚的洞観に基づいたものだからなのです。

「霊」を祀る

正月になると何となく神詣でする日本人は今でも何百万いや一千万あるいはそれ以上もいるらしい。

私は神社というと、霊を祀る場、そしてお祭りのことを思い浮かべます。

追号を持って死後の称号とするのが常であった時代にも関わらず、漢風諡号を奉られた天皇がいます。崇徳・安徳・顕徳（のちの後鳥羽）・順徳の四帝です。

これら四帝の共通点はまったく内乱に敗れ畿外で崩じている点です。

崇徳天皇は鳥羽天皇の第一皇子として誕生するが、様々ないきさつで政治の場から遠ざけられ、鬱屈した日々を送るようになる。不満を募らせた崇徳上皇は保元の乱を起こすが、罪人として流刑を受け、失意のうちに悲運の生涯を閉じたと言われています。

崇徳天皇は怒りと絶望のあまり、舌をかみ切り、「日本国の大魔縁になる」と言い残し（経典に血で記したとも言われている）、生きながらにして天狗となり、その後も怨霊となって人々に恐れられたと記されています。真偽のほどは分かりませんが…。

では、なぜ崇徳天皇＝怨霊が定着したかというと、彼が亡くなってから後鳥羽上皇の身内が相次いで亡くなった（白河天皇の第一子・二条天皇は二十三歳で、保元の乱で後白河法皇方の重鎮であった近衛基実は二十四歳で死去）。また、京の都では竜巻のような強風が多発したり、社会情勢が悪くなり、治安が大きく乱れました。

このようなことが最大の原因とされ、崇徳天皇は祟り神とされ、災いを鎮めるために鎮魂の対象となったと思われます。平将門、菅原道真とともに日本三大怨霊と呼ばれるまでに恐れられる存在となってしまったようです。

考明天皇の遺志を継ぎ、明治天皇は白宮神宮を創建し崇徳天皇の神霊を祀った。後白河院が崇徳天皇の怨霊を慰めるために鴨川の東に建立した栗田宮のお祭りは神輿の先棒争いをして豊作豊尭を祝うものだそうです。

梅原猛氏が言っていたと思いますが、本当は「魂」に思う存分暴れて気を晴らしてもらい、落ち着いたところで願い事を聴いてもらうという発想があったのではないでしょうか。

切られた首がはるか彼方まで飛翔したと言い伝えられる平将門は、神話の神である大貴命、小彦名命とともに神田明神に祀られています。そこで行われる神田祭は日本三大祭りの一つだそうです。

このような祟りとは関係なく、歴史上の故人あるいは神話上の神の霊を祀った神社は数多くあります。

まさに日本人は、プラトンが『パイドン』(ソクラテスという大哲学者が投獄されたとき、霊魂不滅を信じて毒杯をあおって自殺したいきさつを書いたものです)で説いた霊魂不滅説を当たり前のように受け入れているのです。縄文時代を遡る古代からのアニミズムにみられるような生命に対する捉え方に起因するものと思われます。日本の古代人は動物や木の精とも対話していたのではないでしょうか。

日本人ほど清潔を好む民族はいないようです。それが禊にも繋がるのでしょうか。欧米人には雑音にしか過ぎない虫の声を聴いて情緒に浸れるのも日本人の特性です。人殺しの武器を振り回しても、それは「道」に立脚したものとなります。日本人はそのような精神構造を備えているように思われてなりません。

霊とは?

私は小学生の頃、雨戸がどしんといった異様な音を立て、衝撃を受けたのを聞いたことがあります。そのとき親類が亡くなったそうです。

大学院に入った頃のことです。当時は駒場の教養学部・化学教室で実験を行っていました。夜遅くなったので、横浜に帰るよりもと思い、北千束にある叔父の改修中で誰も住んでいない家に泊まりました。夜中に何かを察知し、起きて見に行くと、白いボールのようなものが転がって押し入れに入ったのです。

明らかに猫とは違いました。ある霊能者にそのことを話すと、それは洗足池の水神の霊なのでお祀りするようにと言われたことがあります。

『新生地球の歩き方』（きれい・ねっと）の中で、山内尚子さんは8年前に亡くなられたご主人の声をはっきりと聴き、彼の手が身体を触るのを感じ、エネルギー的に「一緒になった」と述べられています。対談者の川田薫さんは「魂」には重量があると言われます。そのようなことを言ったイギリス人もいました。

『チベットの死者の書』(Karma-Glin-Pa, Walter Evans-Wentz “The Tibetan Book of the Dead”）で「魂」は生命存在、死、心の本性、再生のバルド（途中、過程あるいは中間という意味）を辿る「イー・キ・ルウ」という肉体を持たない意識だけの身体として捉えられています。死の直後、生命活動が解体を始めると、意識は思考や感情から解放されまったく自由で、純粋で、裸の状態に近づき、自らを強烈な光や色彩のパターンとして表すようになるというのです。

ＬＳＤを服用したときに視られる「バーチャル・リアリティ」と共通項を持つものと言えましょう。

同書は山中に埋めて隠されていた原典である高度なゾクチェン密教に属している秘教的な書物『バルド・トドゥル』の一部を、チベット人に翻訳してもらい、ヴェーダーンダ哲学の知識をもとに神智学的、オカルティズム的アプローチによって解釈したものとも言われています。ある意味では誤訳なのです。

しかし、同書はユングの興味を喚起し、１９３０年代のヨーロッパ思想にも大きな影響を及ぼしただけでなく、その後、ベトナム戦争の泥沼に入り込んでしまったアメリカのニューエイジ・ムーブメントに携わる若者たちの聖書ともなりました。

これより古い『太陽と月の結合』タントラ（その一部の英訳が Giacomella Orofino “Sacred Tibetan Teachings” です）では、古くからの死の教えがゾクチェンの瞑想的な教えと結合を果たしています。

大脳を異常に発達させた動物である私たち人間は、そのことによって幻想の能力を発達させてきました。幼児でも鏡をみて、幻想の自分のイメージを作り上げると言われています。人は美に強い期待を抱きます。それは、美（容貌あるいは肉体美。その基準には大きな個人差がありますが）がセックスや恋愛では大きな役割を果たすからです。人間には無意識的な記憶に基づく感受性のパターンがあり、自分の生存を守るのに欠かせないものだと言えそうです。

そのために、人間という生命システムの中では、「心の本性」が躍動しているのに、幻想と言語（概念）の仕組みによって、実在を見ることなく自分にとっての「意味ある世界」を生きることとなるのです。

カエルには色彩のある形といったものはなく、近づく女性が美人か不美人かあるいは男性の場合は、イケメンかどうかを区別できないし、その必要もありません。

ダニには目も耳も味覚もありません。ダニは皮膚の明度覚を使って動き、嗅覚、温度覚を使って獲物から彼らにとって意味のある血を吸います。この三つの感覚によって作られる世界像は、はるかに複雑な器官を持つ高等動物の世界像に比べれば異質のものと言えるでしょう。要するに、人間もカエルもダニも「途中」であるそれぞれの「バルド」を生きているのです。
「意識存在は、すべてランシン・バルドにあり、そこを出ることがない」。ゾクチェンはこのように説きます。

具体的な例をもう一つあげましょう。視覚は、ものの裏側や欠けた部分を、それがあるかのように思い込むことによって成り立っています。それを実際に見ないことによって、物の形が判断できるのです。紙面に空白があることによって、文字も判読できます。その意味では、私たちは自分が作り上げたイメージを、あたかもそれが実在するかのように思い込んでいるだけであり、本当は「存在の現実」を見たり感じたりしてはいないのかもしれません。だとすれば、日常の常識的世界像こそ「幻想」そのものということになります。

要するにこの宇宙は巨大な夢の集積体ということになるのでしょうか。
生きてランシン・バルドの中にある間、私たちは「心の本性」に触れることがありません。それができる稀有の機会が「死」であるとチベット哲学は説くのです。

『太陽と月の結合』タントラの一部を引用してみましょう。

説者（ドルジェ・チャン）はこう語ります。

肉体を持ってこの世界に生まれたものにとって、生とは夢のように儚いものだ。生とは水のように定めない。また生とは風のように掴み難いものである。

人には死というものが訪れる。物質的元素の集合体としてつくられている身体は生の終わりには解体される。そのとき人の意識（マナ識）は透明な光に溶けていく。肉体の感覚器官に結び付けられていた物質的ヴィジョンが消え去って、夢と同じような「意識の思考」だけが現れる。光のヴィジョンとなって。

光はすべてを満たし尽くし、波動が充満し、それを押してみると圧縮され、押す感覚をやめてみれば、またもとどおりに拡大していく。

その色彩は透明な輝きに満ちて、色彩の混合はまったくおきていない。あらゆる方向に向かって、光はまっすぐに伸びていく。

つぎの生がどのようなものになるかは、定かではない。様々なヴィジョンが瞬間的に現れては消えていく。それをバルドの状態と呼ぶ。

最後の瞬間に人は再生する次の形態への変容を遂げる。次の再生がどのようなものになるか、この瞬時にわかる（ここではどのような再生をするか選べるとは書かれていません）。

自分が生まれる世界の生き物や環境のヴィジョンがありありと現出するからである。

この場合、「魂」は「意識」そのものなのです。量子力学では、粒子の状態は観測することによってはじめて決定されます。はだかの物質、つまり何の解釈も入っていない物質、いわゆる原物質というものは存在しません。物質とは、必ず人間の心によって解釈・意味づけがなされたものと言えましょう。そこで、物と心は意味を介したひとつのリアリティとしてのコインの裏表であり、その背後には根源的なリアリティがあるという考え方も成り立つのです。

雰囲気、気分、表情、情景といった言葉には、共通する特徴があります。それは、外的世界を描写しながら、同時に個人の内面をも捉えていることです。このように、心的なもの、身体的なもの、世界的なものは、一つに融合します。逆に言えば、すべてを包含した「存在」の流れが、すべてを生かし脈動させていると言えるかもしれません。これこそが、人間にとっての内面的な自然であり、生命なのです。

人間の知覚がある一定の時間と感覚をもとに、「生きているもの」と「死んでいるもの」とを相対的に区別しているだけかもしれないのです。

世界としての自然は、ニューロンという変換器を介した脳のメタファーと考えることもできるのではないでしょうか。それは、1個の巨大な脳が創り出したイメージの投影でもあるのです。

その意味で、魂が身体に出入りするというのは、ゾクチェンがそのようなメタファーを使わなければ表せないような深遠で究極的な洞観に基づいているからではないでしょうか。

ゾクチェン哲学のオートポイエシス（生命の自己組織化）がゴオウ（本体）から踊り出すリクパ（叡智）を始点とするのはそのためと思われるのです。

死にゆく人の枕元に座るチベット僧は死者の耳元で「赤くイメージされるゴオウには入らないように」と言ったそうです。そこに入るとまた生まれ変わるから。そして、うすぼんやりしたイエシェに入るよう誘導するのです。再生しないように。それはゾクチェン哲学そのものではなく、それを通俗的に解釈した僧のパーフォーマンスにしか過ぎないものと思われます。

霊魂存在を考えさせる事象

ドッペルゲンガー現象というのがあります。もう一人の自分と出会うのです。気味悪い現象と思わるかもしれませんが、これを体験した人は意外にも不気味とは感じないようです。リタ・カーター著『脳と心の地形図』(Mapping the Mind)の中でこの現象に触れている個所の一部を引用します。

ブリストルの医師による症例報告によると、元・教師だったB夫人は夫の葬儀を終えて帰宅した時、「もう一人の自分」を見たのです。寝室に向かう途中のドアを開けると、目の前に女性の顔のような影が見えました。B夫人は右手でスイッチに触れ、明かりをつけようとしました。するとその影のような女性も左手で同じようにしたのです。二人の手がスイッチに触れました。「その女性の手に触ると、瞬時に冷たさを感じ取りました」と、彼女は医師に言っています。少し驚きましたが怖くはなかったそうです。侵入者に構うことなく、彼女は帽子を取り、コートを脱ぎましたが、もう一人の女性も自分の姿を鏡で映したように同じしぐさをしたのです。そのとき彼女は、そこに「もう一人の自分」がいることに気づきました。その瞬間、疲労と戦慄感に襲われた彼女はベッドにもぐりこんだのです。目を閉じると、「もう一人の自分」の姿は消えていました。すると、身体に暖かさとエネルギーが戻ったのでした。彼女は医師に彼女の「アストラル体」の生命が身体に戻ったからではないかと言っています。

それからB夫人は毎日のように「もう一人の自分」と出会うことになりました。しかし、彼女はもうそのことを気にしなくなったそうです。

「私たちは二本ずつの手足をもっていますが、それが四本になっただけのことです。要するにそれはただの分身にすぎないのですから」と彼女は言っています。

著者は、このような現象を体験する際に、強い情動の揺れ・動かしが伴わないので、脳の内部にある大脳辺縁系ではなく、それを覆う大脳皮質の働きが関与しているのではないかと述べています。

脳の部位で、注意を向けるメカニズムの一端を担う（前部帯状回とともに）Tegmentum（〈腹側被蓋野〉脳幹の背後部分に散在する網様体の上部に解剖学的には位置します）に障害のある人は、よくカラフルな幻覚を見ることがあることが知られています。

最近、日本に出向くと、私の身の回りには神社に興味を持たれる方が多くなりました。中には神社でイベントを行うので参加するよう勧誘される方もいらっしゃいます。私は神田明神には甘酒を飲みに、東京郊外にある菅原道真を祀る谷保天神には銀杏を拾いに行ったことしかありません。

そんなわけで、「魂」や「霊」という面から私の生命の捉え方のルーツを少し掘り下げて探ってみることになってしまったのです。

宇宙にあっては、生物も無生物も、すべては精一杯の活動を続け、完成を目指しています。ひとつの生物種にすぎない人間も同じく、完成へ向かうプロセスとして生きています。しかし、自分という意識を持ってしまった人間にとって、生と死が自分を通り過ぎていくただの現象であると思うことは耐えられないことではないでしょうか。私たちの大半は、他人の死を聞いても、自分だけは死なないと思いたいのです。要するに死を考えたくないのです。ところが、死に際して肉体の崩壊だけは拒みようがないので、自我や心を魂として投影し、それを別次元の存在として切り離し、それが存在し続けると思うことによって、自らの消滅から目をそらそうとするのではないでしょうか。

日本民族は病み、色々な意味で消滅に向かっているように思われてなりません。神社に祀られている魂あるいは古代人の魂に思いを馳せる人は、無意識裡にそのことに気づき、前述の「私」を「日本民族」に置き換え、その意識を取り戻せば再生あるいは新生が起きることを期待しているのではないでしょうか。

日本では学校で神話が教えられません。ＧＨＱによって禁止されたからです。歴史学者の

A・トインビーは「十二、三歳くらいまでに民族の神話を学ばなかった民族は、例外なく滅んでいる」と、言っています。

ユダヤ人は国がなくても神話を持ち、生き延びてきました。中には巨万の富を得、政府を動かし、自分たちに都合の良いように人口削減に乗り出したという話がつとに有名な一族もいます（よく知られるロックフェラー家は古くユダヤ教に改宗したクルド人に由来するとも言われます）。

地球自体もそのうち暗転し闇の中に消え去るでしょう。クオークの発見者であるサンタフェ研究所のマレー・ゲルマンは太陽の寿命は既に半ばを過ぎたと言っていました。それよりも先に人類は、科学がいったん作り出したら制御できないものによって絶滅する可能性があります。それは、目前に迫っているのかもしれません。

私は、現時点では、魂を「量子真空」（ゼロ・フィールド）からのエネルギー的記憶痕跡が脳神経を活動させた際に発する「思念」とも呼ぶべき量子的振動エネルギーになぞらえています。それはまたゼロ・フィールドに「記憶」として刻印・記録されるでしょう。

振動エネルギーが刻印・保存されるのは肉体活動がある間ですが、いったん同フィールドに取り込まれたものが死後に現れた場合、私たちはそれをもって霊魂不滅と言うのではないかと思っています。

この考え方はこの世で学習したものです。そしてこのように表現するのも幻想に基づいています。私にとっては、魂があるかないかよりも、ものが時間・空間的にあたかも実在するように認識される奇跡的な生を生きていることの方が驚くべきことだと思い、毎日を無能で無智なでくの坊 (blockhead) のように過ごしているのです。

性格が悪い人も一杯います。でも、私は彼らから自分もそうであることを教えられるのです。毎日が天国にいるようにも感じられることもあります。しかし、肉体が崩壊するときは間近に迫っています。精神年齢はまだ子供のそれなのですが。臨死体験で今までと違った風景を見るとか、意識状態が変ることを期待するときもあります。それを過ぎれば私という考えも消え去るでしょうから。

私が自然に死ぬのはよいのですが、残った人たちには、放射能を浴びるとか、放射能を含むあるいは遺伝子組み換えによって作られた食品の摂取によってがんになり、抗がん剤といった毒物で殺されてほしくはありません。

科学の産物は確かに便利な社会を作りましたが、遺伝子組み換え食品、抗がん剤、制御できない放射能などは、人殺しあるいは人口削減の材料として使われるに至っているのが現状なのです。

私にとって、生命体が再生を繰り返すのは当然のように思われます。しかし自分自身の生まれ変わりは信じていません。それは自分とは近縁（ゼロ・フィールドへの繋がり方という点で）の他人の魂の記憶痕跡に繋がることだと思っているからです。人生は一回きりです。というよりすべての物事は1回しか起きないと捉えています。それは宇宙の摂理によってそうなっているのです。

『前世療法』（“Many Lives, Many Masters: The True Story of a Prominent Psychiatrist, His Young Patient, and the Past-Life Theory That Changed Both Their Lives”）の著者である誠実そうなブライアン・ワイスとこのことについて話し合おうとも思いますが、どちらが正しいというものでもないでしょう。

人が自分の「前世」や「来世」がどのようなものかを知りたがるところに、誤りの第一歩があるのではないでしょうか。人は、それを具体的な「事実」として知りたいのです。しかし、それが事実であるならばまさにその故に、それを知ることに意味はなくなります。なぜなら、「前世」「来世」とは、現在を規定し、また現在が規定する事実なのです。ということは、「前世」「来世」とは現在という事実なのです。ですから、現在を知るということが、それを知ることとなのではないでしょうか。「前世」「来世」が「現在」とは別であるかのように考えるところに変な「スピリチュアリズム」が発生する下地があるのです。別であるならそれは事実ではないわけで、事実でないものを知って、一体何になるのでしょう。

「転生」とは、「唯一者」（宇宙）によって為される宇宙大の行為の謂ではないでしょうか。そして行為とは、ほかでもない「記憶」を介していると私は思います。ですから「今・ここにある」ということが「〈私〉が唯一である」というまさにその意味なのです。だから、「転生」を語ろうとするなら、「私」の唯一性は放棄せざるをえなくなるのではないでしょうか。両者は同時には語れないからです。もし両者を同時に語れたとしたならば、それは「〈私〉の転生」ではなく、何か別のことを語ることになってしまうのです。

ですから、私は「前世」を知りたいとは思いません。〈私〉はそこまで特別なものなのでしょうか。

ともかく、死ぬことを意識して、今この一瞬、与えられた役割を果たすよう善き生を生きるだけです。

神道は古代ユダヤが起源

犠牲という単語にはなぜ牛がつくのでしょうか？　色々な説があるようですが、私は神への生贄に牛が使われたからではないかと思っています。旧約聖書には牛、羊、ハトなどが生贄に使われることが書かれています。ということは、古代にはユダヤ人が日本にいた。エジプトを追放され、日本まで辿りついたユダヤ人の二部族が日本人の祖先の一部を占めるという説はかなりの説得力があります。

確かにユダヤ人と接していると、欧米人と違って、冠婚葬祭一つとっても日本の風習と似ているところが多いのです。

日本独特と言われる神道の神社が古代イスラエル宗教の影響を受けていることは明らかです。

本殿に置かれているのは三種の神器（十戒の石板、アロンの杖、マナの入った壺）をなぞらえた鏡、石、剣、お札。石の柱を「ご神体」とする風習はヤコブ以来のもの。お神輿は古代イスラエルの「契約の箱」をモデルにしたもの。神輿を担ぐときの掛け声はイスラエルの言葉に由来。神主の服装は、古代イスラエルの祭司たちのものと一緒。

平成の現天皇は即位の際の大嘗祭で白無垢の衣に着替え、裸足になったそうです。モーセやヨシュアが裸足になったように。神社の拝殿の前でパン、パンと二回手をたたくのは、古代イスラエルで「私は約束を守るものです」を意味すると言われています。

神社特有の鳥居は赤いです。イスラエル人の家の「二本の柱と鴨居」は羊の血で赤く塗られていました。

太陽を神格化した天照座皇大御神（天照大御神）を祀る伊勢神宮は、古代にあっては皇室の氏神として、天皇以外の奉幣は禁止され、明治時代から戦前までの近代社格制度においては、すべての神社の上に位置する社格の対象外とされてきたそうです。同神社が日本に渡来した古代ユダヤ人の貴い一族によって造られたという説もあります。

日本人は「罪」という観念よりも「けがれ」という観念の方をよく理解できるようです。「けがれ」や「きよさ」の観念は今でも神道の中に生き続けています。「清浄を貴び、汚れを忌み嫌う」ことは神道の根本理念にほかなりません。塩をまくのも汚れを取るため。

ところで、動物の「いけにえ」（犠牲）はもう行われません。エルサレムの神殿が滅亡し、さらにイエス・キリストが十字架にはりつけにされ、私たちの罪の犠牲となり死んでくれたからです。要するに旧約聖書の中にこそ、日本人の魂のふるさとがあるのです。

ここまで書いて、私は誘われた神社には行かないことにしました。そうしたら急に、『般若心経』の眼耳鼻舌身意の「意」は何故書かれたのかを知りたくなり（最後を除く5語は五感。そこになぜ「意」？）、同経典の英訳本を取り寄せることにしたのです。「意」は〝will〟でした。

再度、「生命」について

「生命」のことに思いを馳せているうちに、もう一度読んでみようという本のことを思い出しました。私の人生を変えた本です。江上不二夫著『生命の起源と生化学』（岩波新書）。ロシア・科学アカデミーのオパーリンという生化学者が日本で生命の起源について述べた説を解説したものです。すでに絶版で、アマゾンで見たら、中古品を一円から売っていました。

私は何も将来のことを考えることなく、東大に入りました。東大と言えば、法学部だったのです。しかし、社会に出て生きていけそうにありませんでした。

生化学者になろうと思って退学し、また多大のエネルギーを使って無駄な受験勉強をし

(数Ⅲも自習)、理科に再入学しました。するとまた、興味のない体育とか英語の授業…。うんざりしました。

画一的になりがち日本の教育制度にはどうしても腹が立ってしまいます。妻は「アメリカに行っていれば、飛び級でハーバード大学に入れたのに」と、私の肩を持って言います。しかし、私の周囲にこのような考えを持つ者は誰一人見当たりませんでした。もっとも不登校だったので、アメリカでも同じだったかもしれませんが…。

ともかく第二外国語として選択したロシア語はまったく授業に出ずに独習し、専門課程の本は原書で読みました。このおかげで最初のロシア語の試験ではトップでした(授業に全然出ないので、後半は落伍してしまいました)。

専門課程に入った時、私の最大の関心事は「なぜ生きるのか」というものでした。このあたりは幼い子供の頃と変わらなかったのです。横浜の家を出ると、伊勢佐木町の有隣堂で哲学の本を買います。本郷三丁目・赤門前のルオーという喫茶店でそれを開きます。しかし、何が書いてあるのかまったくわかりません(今思うと、わざと難しくみせるようへたな翻訳をした日本の哲学者に問題があったと思われます)。そこで、気分転換に構内に入り、授業に顔を出します。薬理学や生理学は盛況でしたが、医学部の生化学は人気がなく、文化人類学科の学生が数名参加する程度でした。組織・解剖学の実習にも出ました。助手は研究室に私を連れて行き、いらないというのに組織標本のプレパラートを貸してくれました。養老猛司さんもいたのではないでしょうか。もっとも後年、彼に聞きたいことがあり電話すると、電話に出た人が「彼はしょっちゅうどこかへ行ってしまうので困ります」と、言ったのを覚えています。そんな養老さんと話したのは一度だけです。胎児の眼の発生についてでしたが、その時の関心事ではなかったためなのか、彼はよく知らないと言っていました。彼もある意味で純粋に探究していく個性派の学者であったのにちがいありません。

生化学の授業の時、教授と二人きりになったので、色々な話をしました。「生化学で体質改善はできるのでしょうか」と、聞くと、彼はしばらく真剣に考えた末、「分かりません。難しい問題です」と、答えてくれました。のちに妻となるのり子が病弱で、横浜の雙葉を母親の意見で始終休まされ、落ちこぼれになっていたのでそういう質問をしたわけですが、当時から私の中には、どこか生命と向き合いたいという思いが無意識のうちに根づいていたように思います。

物理学科の熱力学は原書の専門書を読んでいたので、エントロピーのことなど完全に理解し試験に臨んだのですが、何も書けませんでした（計算問題で計算尺持ち込み可だったのですが、知りませんでした）。もっとも熱力学の開祖である発狂した天才物理学者・ボルツマンの考えは読んでいるだけで疲れました。動物学科の生化学の試験は、教授が学生を指名し、質問に答えさせるものでしたが、私は答えられない学生に代わってすべて正解を出したのです。しかし、成績はかんばしくありませんでした。(何ともう一学期続いていたのを知らなかったのです)

生化学実習も単位が足りませんでした。欠席ばかりしてレポートを出さなかったからです。実習はそれが始まる前の休みに研究室に行き、足りない薬品は本郷の試薬店で入手して実習書の実験を一人で行ってしまっていました。それでも、単位が足りそうもないので、植物学科の教授にうそをつきました。身体の具合が悪くて授業に出られなかったと言ったのです。彼は「大丈夫ですか」と、言って親身に心配してくれ、「可」をくれたのではなかったかと思います。

大学院の試験の時は、あとで述べますが、石本眞先生が面接官でした。ある分子の原子間距離を聞かれ、謝った回答をしてしまいました。

また、実習の単位が足りなかったので、本当は卒業できなかったのです。石本先生と参考書の裏表紙にパスツールのことを挙げるなど、彼の崇拝者であるT助教授(すぐ動物学科教授になりましたが)に呼ばれて出向くと、「この分野の学問は実験が大事なので、考えてばかりいてもだめです」と、言われました。「はい」と、答えると、卒業させてもらえることとなりました。

実は、卒業実験は江上研究室ですることに決まっていましたが、江上先生（彼は鉄腕アトムのお茶の水博士のモデルと言われています）に「代謝の実験がしたいのです」と、言うと、K君がロックフェラー研究所に留学中なので、石本助教授につくよう告げられたのです。あとになって知ったことですが、K助手は緑膿菌に寄生するウイルス毒素・ピオシンの実験を行っていたのでした。私の言う「代謝」とは無縁です。

前出の著書は実質的には石本先生が書いたものです。彼はロシア語が堪能で、しかもハンガリーに留学したことがあり、奥さんはハンガリー人でした。彼は私が大学院に入ると、助手二人を連れて、北大に赴任し薬学部の教授になりました。

実験は彼が発見した硫酸還元菌の代謝経路を調べるものでした。私は生命あるいは病気に関する実験がしたいと思っていたので、失望を余儀なくされました。医学部に入りなおして臨床医になることを真剣に考えたほどです。大学院を終えるまで。

こうして、当時は知らぬままにゼロ・フィールドと連動し、運や縁といった変動をともないつつ私の暗中模索がさらに続いていくのでした。

ニュージャージーの自宅のワイルドな庭で、私はしばしばもの思いに耽ることがありますが、今もこのような追想にふけりながら、「生命」「魂」について考えていました。

ゾクチェン哲学は古臭いただの観念論なのかもしれない…。

その時、目の前を一羽の鳥が飛び去りました。思わず空間に融け入るような野鳥の素早い動きに目を奪われていると、突然、確固とした考えが私を包みました。「生物であろうと無生物であろうと宇宙の中のものすべては振動エネルギーという言葉でしか表現できない『超意識』すなわち『生命』で貫かれている。私たちが生物は生きていると思っているのは、肉体の活動を介する働きをそのようなものとして錯覚し認識しているにすぎない」。

突然のひらめき…。それ以上でも以下でもなく、ただそれだけのことでした。そして私は納得したのです。私たちは脳を持ったために、一瞬一瞬奇跡的な体験をしていると思い込んでいることを。

私たちは死んでもその本質は死なないと確信したのです。

第七章　アロパシーの薬は発展してきたが…

学校の勉強嫌い、物置で化学実験づけ

19世紀末以降、次々と細菌が発見されました。なかでも最も忌まわしく悲惨な結末を人類に与えるという意味で恐れられた梅毒菌を殺す薬（サルヴァルサン）を化学合成したのがドイツ系ユダヤ人であるパウル・エールリッヒでした。

現代医学で言うところの「薬」をはじめて作った人です。

彼は1854年、ドイツのシレジア（現在はポーランド、ドイツ、チェコに分割されています。私が講演に行ったことのあるシレジア医科大学はポーランド領にあります）に生まれました。

学校の成績は良くなかったそうです。たとえばブレスラウのギムナジウムに通っていた頃の話です。国語の先生から「人生は夢である」というタイトルで作文するよう言われると次のように書いたそうです。

「人生は身体の酸化作用いかんで何とでもなる。夢は脳髄の活動によるものであり、それは単なる酸化作用にしかすぎない。…夢は脳髄の燐光の一種なのである！」

私よりはるかにましです。名文ではないでしょうか。私は小学校からのクセだと思いますが、仮病で横浜のミッションスクールの中学もよく休んでいました。

学校に行くと数学のテストでした。プラスとマイナスの掛け算です。まったく意味が分かりません。冷や汗をかいているうちにベルがなりました。白紙。０点です。

国語の試験の時、ある和歌を解釈するよう言われました。「あなたがいらっしゃると分かっていれば、タマを敷いておくのでしたが」といったようなものだったと思います。私はタマを砂利と解釈しました。宝石のことだったそうです。教師は呆れたような顔をしました。私は今でもこのような表現が嫌いです。

音楽の試験の時は、ＬＰレコードを聴いて、感想文を書くように言われました。私は「つまらない。退屈だった」とだけ書いて提出しました。成績表は１だったと思いますが、下に赤線が引いてありました。

家では物置小屋を改修して化学の実験ばかり行っていました。よく三文判だけ持参した中学生に、横浜の野毛にあった試薬店は劇薬や毒薬を売ってくれたものです。作ったニトログリセリンや火薬は学校に持って行って、校外の平潟湾の入り江で爆発させました。

そのあと私は極度の劣等感に苛まれ、自分で選んだ参考書の内容を徹底的に理解するような勉強を始めるようになったのです。頭がスポンジで、それが水を吸い込んで膨らむように感じました。

高校二年の時、都立の進学校に編入しました。最初のうちは横浜から通っていたのですが、あまりにも時間がかかるので下宿しました。しかし、受験勉強は高校二年で終わりました。三年生の時は、授業に出ず、上履きを履いたまま、喫茶店や映画館に入り浸っていたのです。昼食はくじら屋という店で、3対1の割合でクジラのから揚げ定食かくじら肉カレーを食べていました。当時、学校で受けた受験産業で有名だった旺文社の全国模試では文科で全国2位でした。私は劣等生と優等生両方を経験することができたのです。

エールリッヒは四つの医学校を渡り歩きましたが、その時は非凡な学生と評価されていたそうです。

解剖学実習の時は、自分が勝手に持ち込んだ色々な染料で組織を染色し、その染められたきれいな色が好きだったという逸話もありますが、エールリッヒはアニリンによる生体染色へと研究を発展させ、「脳関門」の存在に世界で初めて気づきました。脳関門とは、脳が大きい分子を自身の血管へ取り込まないようにする仕組みです。脳腫瘍にも抗がん剤は効きませんが、使われるのは脳の血管に入る分子量が小さい、言ってみれば形が小さなものに限られます。

実は彼は、罹患患者の肝臓の切片を染色しているうちに、結核菌を見ていたのですが、当時はそれを染料の結晶とみなしたため、その発見には気づきませんでした。

コッホによる結核菌発見は1882年のことです。エールリッヒはコッホのところへ留学したものの、結核に罹りエジプトへ静養に出掛けます。

そして運よく死ぬことなくベルリンのロベルト・コッホ研究所に戻るのです。そこでは、ベーリングがジフテリア菌、北里柴三郎が破傷風菌の純粋培養を行っていました。細菌学の分野ではドイツ医学全盛期の時代を迎えていたのでした。

森林太郎（森鷗外）が東京帝国大学・医学部卒の最初の軍医本部付としてコッホのところへ留学したのは1884年のことです。

隣国オーストリアのウイーンでは、ウイーン総合病院‐産科に勤務していたゼンメルワイスが消毒という概念を生み出しました。当時、外科医たちは手術の際、血の付いたメスを靴底で拭ったりしながら、使い回しをしていたのです。彼は医師によるよりも助産婦による分娩の方が産褥熱によって死亡する確率が低いことを見抜き、塩素水で手を洗うことを提唱します。しかし、誰も彼の説を受け入れませんでした。それは、「患者を殺しているのは医師の手である」という結論にあったと言えましょう（当時、ゼンメルワイスの論文を読んだ医師が自殺するという事件まで起き、彼の説を認めることは医師が大量殺戮を行ってきたことを認めることだったのです）。

結局、ゼンメルワイスは、医師の集団から嘘の説明を受け、精神療養施設に呼び出されます。彼は逃亡を図りますが、見つかり、集団から殴打を受け、その際の負傷で死亡しました。1865年のことです。

そのあとすぐクレゾールによる消毒を提唱したのがイギリスのリスターです。生ごみの集積所をクレゾールで処理していることを聞いたためでした。

ウイーン大学外科教授のビルロートが現在広く応用されている残胃と十二指腸を吻合させ

る胃切除法（ビルロート法）を発表したのは1881年です。
レントゲンが発見したレントゲン写真が医学の診断に応用されたのは1914年でした。

生命探求への思いに迷いなし

エールリッヒは色素で細菌を殺そうと、染料工場が多かったフランクフルト・アム・マイン（アム・マインとはマイン川沿いという意味）に移り、赤痢菌の発見者である勤勉な志賀潔の協力を得て、人には無害だが馬に睡眠病（カデラ病）を起こすトリパノゾーマを殺すべくほとんど五百に近い色素をスクリーニングしました。志賀は北里柴三郎の推薦でエールリッヒのところへやってきたのです。

失敗に次ぐ失敗でした。しかし、彼はそのことなどものともしませんでした。というよりも、彼の発想はことごとく間違っていたのです（彼の研究は一時免疫学に移り、エールリッヒは「免疫側鎖説」で「免疫食細胞説」を唱えたロシア系ユダヤ人のメチニコフと1908年にノーベル生理・医学賞を受賞しています）。

よく科学者ほど独創性のないものはいないと言われます。彼らは文献を見つけてきては、他人の発想をもとに実験材料を変えてそれを真似するのです。そのようなことをしているうちに別のグループの実験結果が学術誌に載ったりすると、先を越されてしまったと言ったりします。実際にそのような実験結果が得られたのは、すでにかなり前のことなのですが（出版されるまでに時間がかかるため）。

アインシュタインこそ例外的な天才科学者の一人と言えましょう。彼は光となって宇宙を飛ぶことを空想して精神に異常をきたしたこともありました。神様はサイコロを振らないと言って、確率で表される新しい量子力学は間違っていると言って嫌いました。ところが、それがもし本当ならばこのようなこともありうるのではといった説を提案したのです。たとえば「量子の絡み合い」といったような…。それはのちに実証されています。

エールリッヒは手当たり次第に思いついた奇妙な図（化学構造式等）を人のシャツであろうと、ところかまわず書きなぐりました。彼が立ち去ったあとには、どこにでも必ず考えを図に描いた、こうした幻想的な絵の名残が残されていたそうです。

私は「生命」に興味を持ち、大学を退学し、再受験し、希望する専門課程に進学し、大学院にも入りました。しかし、大学院時代は思った研究テーマも見つからず失望の連続でした。医学部に入り直して臨床医になることを真剣に考えたくらいです。

疾患の治療に関係する研究のできる場を真剣に探しました。

ある大学の研究員を辞め、国立のある研究所に無給で出入りしていたころ、当時はまだまったく知られていなかったインターフェロンに興味を持ちました。病気の治療に関連があるように思えたからです。それをテーマに何をしていいかわからず寝込んでいました。ところがある日突然、神経とは「神の径である」というひらめきを得て、実験を開始しました。ウイルス感染やがん治療への可能性を持ったものかどうか知りたいというより、他の人が見向きもしないその本体の一端を知りたかったのです。手伝ってくれた早稲田大学・大学院生の白沢君には、実験室のリノリウム床のあちこちに水性マジックペンで書きなぐりをして説明していました。最初の実験は2週間程で終え、論文は先程のパスツール研究所長のJ・モノーを審査員として選び、彼のもとに送りました。彼が亡くなる一年前でした。

当時はまだ電動タイプライターを使っていましたので、differentiation のtiのiを抜かしたことに気づきませんでした。3番目の論文が白沢君の学位論文になりました。インターフェロンの神経網膜での酵素誘導の阻害作用がDNAの転写レベルで起きることを明らかにしたものです。インターフェロンが夢の新薬としてもてはやされる前のことでした。インターフェロンが正常細胞に及ぼす影響をモデル実験で傍証したものでした。彼は三年前、Y大学・医学部・教授を定年退職しました。

エールリッヒほど徹底的に間違った説を数多く立てた研究者はいないと言われています。彼の頭の中は化学に関する百科事典でしたが、その手は化学者のそれではありませんでした。込み入った学説を好むくせにそれを実験でどう扱うのかも知らなかったのです。しかし、微妙な化学合成、すなわち染料の調整改造の細かな仕事となると、飽きることなく染料会社にこれらを化学合成するよう指示したのでした。

あるときベンゾプルプリンにスルフォン基がついた化合物が送られてきました。志賀潔がこれをトリパノゾーマに感染したマウスに注射したところ、一時は菌を殺したと思えたのに、動物も死んでしまったのです。こうしてエールリッヒの初めての成功と裏腹に大変な失望を味わったのでした。エールリッヒは、このような我慢強い人だからこそ、このような心魂を擦り減らすような仕事に耐えられたのです。

こうしたことがあっても彼はめげることなく、研究所内をあちらこちらとのぞき回り、所員を叱りつけ、肩を叩き、かみなり声を張り上げて教えて歩いたのでした。その間、裕福な銀行家の未亡人からの莫大な寄付もあり、研究所は成長していきました。

エールリッヒ、ついに魔法の弾丸606号を完成

色素の実験は大失敗でした。化学者たちは、彼はばかだと噂しました。ある日、書斎の中でただ一つ、本の積み重なっていない椅子に腰を下ろし、彼は化学雑誌を拾い読みしていました。そしてある毒素にぶつかったのです。「アトキシール」。

それは亀の甲で表されるベンゼン環に有毒なヒ素が結合したものでした。「無毒」であるといって命名された化合物です。エールリッヒは弟子のベルツハイムとともにそれがアルサニル酸であることを証明しました。そして、この化合物を母核として化学構造を変え、さまざまなヒ素化合物を合成しようと思い立ったのです。それは、ひらめきというよりはいつもの不撓不屈の精神から出たものと思われます。

それから二年間、研究所は総力をあげ、アトキシール類似化合物の化学合成に没頭しました。そして、ある化合物がハツカネズミに感染したトリパノゾーマを殺したのでした。

「成功した！」と全員が叫びたかったでしょう。ところが、この絶妙な治療法は治ったと

思われるハツカネズミの血を水のようにしてしまうか、黄疸で倒してしまったのです！また、このヒ素化合物のあるものはネズミをきりきり舞いさせ、飛んだり跳ねたりさせました。死ぬまで。

彼はこう書いています。「ハツカネズミに与える唯一の障害はそれを躍らせることだというのは極めて興味がある。私の研究所を訪れる人々は、多くのハツカネズミが踊りを踊っているのを見て驚くに違いない…」。

彼らはこの後も数え切れないほどの化合物を作り出しました。そして、これはことごとく失敗の連続だったのです。ヒ素の耐性という問題があったためです。トリパノゾーマはヒ素に対して免疫を獲得してしまい、殺されずにネズミだけが次々と死んでいきました。しかし、エールリッヒは勇気を奮い起こして熱狂し、不可能を無視したのです。弟子たちも彼の不屈の頑張りに元気づけられたのでした。

１９０９年。製品６０６号が化学合成されました。その名は「ジオキシージアミノーアルゼノベンゾール二塩酸塩」。「魔法の弾丸６０６号」です。

６０６号はトリパノゾーマを一掃しました。しかも動物は生きていたのです。

エールリッヒは、１９０５年にドイツのシャウディンとホフマンが発見した青白いらせん型の微生物の記事を目にします。彼によると「この青白いスピロヘータは動物界に属するものであり、事実、これはトリパノゾーマと密接な関係がある…スピロヘータはときとすると、トリパノゾーマに変わることがある…」。エールリッヒはこの二つの微生物がいとこ同士であるかないかなどどうでもよかったのです。早速実験にとりかかりました。

同菌はウサギの睾丸で増殖することが分かっていました。動物実験を担当したのは背の低い、極めて勤勉、有能かつ敏捷で、同じ実験を何度でも繰り返すのを厭わない秦佐八郎（1873―1938）です。菌はイタリアのヴェローナ大学から供与されました。実験は成功です！秦はそのことを1910年の『細菌学雑誌』で詳細に記しています。エールリッヒの夢は実現したのでした。

皆さんの中には梅毒菌を発見したのは野口英世だと思われる方もいらっしゃるかもしれません。野口英世が渡米したのは1900年です。当時彼は北里柴三郎が所長を務める伝染病研究所（後の東大・医科学研究所。GHQにより二分されて出来たのが厚生省管轄の国立予防衛生研究所です）の所員ではありましたが、東大閥の同研究所では下働きで、図書館係をやっていたのです。彼が借りた本が古本屋に売られたということで、横浜市にある長浜の検疫所に補佐官として移されました。彼を医学においては当時未知だったアメリカに送り出したのは、パトロンである現在の東京歯科大学を設立した歯科医・血脇守之助でした。野口はペンシルバニア大学の蛇毒を研究していたフレキシナー教授が伝染病研究所を訪れた際、東京見物の案内役をするよう命じられたのです。野口はフレキシナーに何の連絡もなく彼のもとに転がり込みました。帰すのもかわいそうだと思った教授は彼に地下室で毒蛇の飼育をさせました。

旅費は箱根の温泉で知り合った医学校進学を希望する娘の親から結婚を前提に受け取ったものでした。アメリカ行きが決まると、彼は検疫所の所員を大勢誘い、伊勢佐木町にある2階建ての大きな料理店で飲み食いし、泊まったそうです。なくなった船旅の代金は血脇に泣きついてもらいました。その後血脇は婚約持参金三百円を返却し、野口の婚約を解消したそうです。

一時、デンマークの血清研究所に出向いてから、野口は正規研究員ではない立場としてロックフェラー研究所で働き、持ち前の不屈の努力で梅毒スピロヘータ探しに没頭するのです。

1911年に「病原性梅毒スピロヘータの純粋培養に成功」となっていますが、野口株は病原性を失っていたそうです。試験管内の同菌培養はニコルズI株について1981年以降いくつか報告がありましたが、その培養条件は野口の報告とは異なり、純粋培養の成功は現在ではほぼ否定されています。

彼が進行性麻痺・脊髄癆（脳梅毒）患者の脳病理組織において同菌を確認したというのは1913年のことです。

1910年。エールリッヒはケーニスベルグで開かれた学術会議において熱狂的な嵐のような拍手喝采を浴びました。

彼は魔法の弾丸がいかにして発見されるに至ったかを物語ったのです。また、あの忌まわしい名を持つ病気の恐ろしさを、それから、その恐ろしい破壊のあげく死んでいく悲惨な例を、あるいはまた、さらに悪い場合には精神病院に送られた例などを話したのです。水銀療法があったとはいえ、患者はどしどし精神病院に送り込まれる。水銀は、彼らの歯が抜け落ちそうになるまで身体に刷り込まれ、打ち込まれる。しかし何の効き目もなく死んでいくのだ、というふうに物語りました。

ところが、606号の注射1回で梅毒患者は立ち上がり、その足で歩き、体重も増えました。まさに聖書の中のような奇跡的な出来事だったのです。

エールリッヒが難題の梅毒化学療法の共同研究者として秦を選んだのも、秦が長年にわたって危険極まりないペストの研究と防疫にあたった実績を買ったからでした。エールリッヒは秦に「注意深き精緻正確なる君の輝かしい実験なくしては、この好結果を出しえなかったであろう。君の協力に対して私は深く感謝するものである」と深甚の謝辞を表しています。だが、どんな作用にも反作用があります。パウル・エーリッヒの場合も、その例外ではなかったのです。

梅毒治療薬として好結果を得た魔法の弾丸６０６号は、１９１０年ヘキスト社が製造・販売するに際し、サルバルサン（ラテン語でSalvareは「救う」の意味）と名づけられました。サルバルサンは１９５０年代にペニシリンが世に出回るまでの約四十年間、梅毒の治療薬として、まさに魔法のような効果を発揮し続けたのでした。

しかし、とびきり破格の治療成績が得られた記録もありましたが、同薬を注射されると、まもなく死んでしまうような例も再々ならずあったのです。

エールリッヒの顔にはしわが深く刻まれ、灰色の目の下には、黒ずんだ輪が出来ました。彼は、あまりにも深遠な神秘を解こうとして、見る影もなく憔悴したのです。その後弱毒狂犬病ワクチンを開発した生化学者・パスツールが晩年そうだったように。

がんを治す「薬」は体内にこそ！

私と妻は、東大・医科学研究所の山本正教授（その後すぐ所長に就任）のお宅を訪ねた後、中目黒にある古い洋館の秦邸にお邪魔しました。結婚する旨を伝えるためです。私はその頃、山本先生の研究室に夜中に車で行き、持ち込んだ実験機材を運び出しました。もうそこで実験するのを止めたのです。まるで夜逃げのようだったと妻に言われます。辞めることにしたのは、彼が医学系大学院生に当時、逆転写酵素（ＲＮＡからＤＮＡを合成する酵素）を見つけてノーベル賞を取ったテミンの実験を追試するよう指示するのを聞き、ここにいても先はないと思ったためです。

秦佐八郎の娘さんである奥様はとても質素で優しく、感じの良い方でした。婿養子に秦家に入った秦藤樹先生はマイトマイシンＣという抗がん剤の発見者　です。ちなみに、妻は秦研究室で卒業実験を行ったのでした。

Barn's & Nobleという書店へＬＰとＤＶＤを見に出掛けた折、そのコーナーを出たところで、ヴィルチェックの回想録と出会いました。私は彼の名著とも言えるモノグラフ『Interferon』を読んで、同物質に興味を覚えたのです。プラハの春の時、祖国からアメリカに移住した彼はＮＹＵ（ニューヨーク大学）で研究していました。

同書を手にして、改めて彼の実直さと頭脳明晰さに触れることとなりました。

彼も今では齢八十代半ば。サイトカイン（細胞間刺激伝達物質。インターフェロンもその一種）の研究を長年続け、ＴＮＦ（腫瘍壊死因子）と拮抗する働きを持つ因子を製剤化（レミケイド〈インフリキシマブ〉）することができました。クローン病と関節リウマチ炎の治療に使われるそうです。彼は多額のロイヤルティを得、数々の栄誉に輝き、財団を設立しました。

しかし、同薬剤には重篤な副作用が伴うのです。右記疾患が治るかどうかはわかりません。生体由来の物質だからと言って薬に向いているかどうかは分かりません。ステロイドも然り。ＴＮＦも肝機能障害を与えます。

身体にある化合物だからと言って有効な「薬」となることはないようです。

確かに外から侵入する病原体を駆除するペニシリンやその後見つかったストレプトマイシンは目覚ましい働きをしました。しかし、自らの身体が作る疾患を治す本当の意味で良い薬は出来ませんでした（抗がん剤も含めて）。

2015年、厚生労働省は「オルジーボ（一般名：ニボルマブ）という新しい抗がん剤を肺がん治療に対して認可しました。この薬はもともと皮膚悪性黒色腫（メラノーマ）に対する抗がん剤として主として米国で以前から使われていたもので、これまでの薬とは異なり、免疫系に作用することで効果を発揮するという作用機序（薬が作用し効果を示すメカニズム）を持つため、業界でも大変注目を浴びています。ただ、劇的な効果を持つというわけではなく、たとえば、肺がんに対する従来の治療薬、ドキソタキセルと比べ、生存期間を約3ヵ月延長する（扁平上皮がんでは6カ月↓9.2ヵ月、非扁平上皮がんでは9.4ヵ月↓12・2ヵ月）というものなのです。

昨年の秋、私が来日するのに合わせて東大の専門課程の同期会が開かれました。同窓会のようなものはなく、これが二～三回目ではないかと思います。

二十数名いるはずですが、出席したのは十人弱でした。メールの近況報告からみると、皆、私とは違って秀才なので、研究者として国立大学の教授（一人は出身学科の教授）か国立研究所の管理職となり、定年退職をしています。中には大学を辞めてからもまだ私立大学の教授として研究を続けているのもいました。話題性や実用性など考えることなく、自分の好きな研究テーマに没頭しているようです。

定年後は家にいるのが半分。あとは学術審議会の副会長になるとか、ストックホルムでノーベル賞の選考に携わるとか、まだ研究に関連する仕事に携わっているようです。一人だけ、修士課程を終えると製薬会社に就職したのがいます。研究所長を辞め子会社の社長になっているそうです。

「マイトマイシンC（先程の秦先生がみつけ、同製薬会社で製品化して発売しましたが、副作用があまりにも強いので、現在はほとんど使われていません）を膀胱がんに直接塗布する使い方もある」とか同社の製品が〇十億円売れたとかいうのです。「GCSF(Granulocyte Stimulating Factor: 抗がん剤治療で減少した白血球を増加させる薬）は思いもかけず売れた」とか。この薬で顆粒球はいくらでも増やせますが、同白血球が増えるのは、活性酸素の放出という意味で望ましくないはずです。彼は「君のようにがんに対処するのも一つの方法ではあるけれど」とも言いました。二十年以上も前、彼のスタッフが同研究所の機器を使って私の単離・精製した化合物の構造決定をしてくれたので、私はただ黙って聞いているだけでした。

どこで私のことを知ったのでしょう。「がんになったら君に相談すればいいね」と、そんな風に言う者もいました。

東大・理学部・化学科を出た渡辺格教授は慶應義塾大学・医学部に分子生物学教室を作りましたが、東大では「生物化学科」（時代の流れで、「情報…科」と名称が変わるようです）が生化学と言って生命現象を研究する学問の拠点とみなされ、人気も高かったのです。教養課程で良い成績を取らなければ入れませんでした。多分私はビリで潜り込んだのでしょう。しかし、そこは私が学ぶ場ではなかったようです。授業に出なかったのも分かるような気がします。

私はインターフェロンからスタートし、がんを治す方法を見つける研究を行いましたが、がんを治す「薬」は本来体内に備わっていることを「運」に導かれ、身を持って体験したにすぎません。私は、身体に内在する薬というか、抗腫瘍メカニズムが働きやすくなるようにさせる物質類を見出しただけなのです。しかし、おそらくここにこそ治癒力が発現される大きなヒントがあるのかもしれません。治癒力というものが生命宇宙全体とつながっているのだという発想で薬が作られるなら、がんは今とは別のカタチで治っていくのではないでしょうか。

今、私が本当に知りたいことは、幼い頃の疑問に遡るようです。繰り返しますが、小学校に入るかなり以前、私は家の近くの路地に一人呆然と佇んでいました。ここにいること（難しい表現を使えば「存在」）が不可解で仕方がありませんでした。探っても分かるはずのないこの疑問との折り合いに、私は余生を捧げたいと思っています。

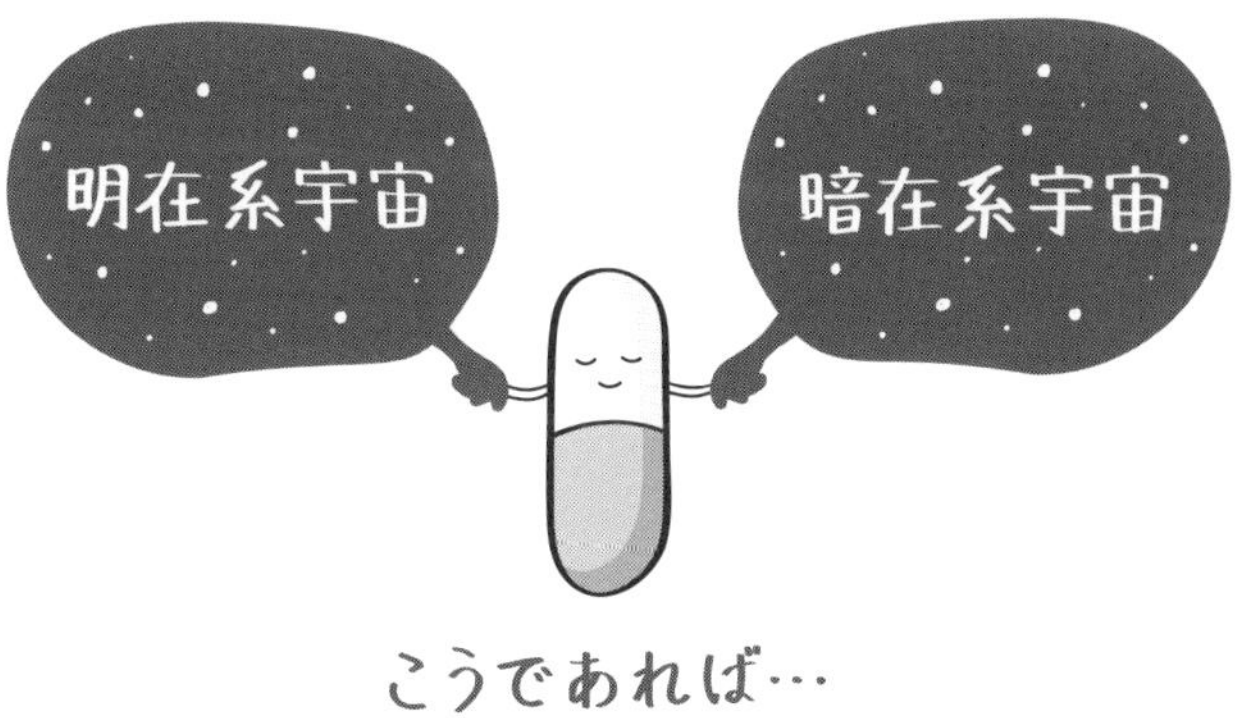

第八章　生命の創出・自己組織化

すべてはゼロ・フィールドに生かされている

私たちの生命はどのようにして成り立ったのでしょうか。それは卵子と精子が受精し、受精卵が子宮内で分裂・増殖を繰り返し胎児となり、さらには小型の人間としてこの世に出たからにすぎないという当たり前の答えが返ってきそうです。

しかし、考えてみれば、卵子も精子もすでに生命を宿したものなのです。生命が出来たわけではありません。現代医療では、さまざまな手法（場合によってはクローン化）を介して、人間を世に送り出すことはできます。しかし、それは生命の流れに緻密な人工的操作を加えているだけに過ぎないのです。

日進月歩の発達をしていると言われる現代医療は、物理学者の考案した画像診断やこのような技術面に限って言えることなのです。

本当のことを言えば、医学、もっと広く言えばそれを包括する科学に生命は創れません。生命が科学を創ったと言えるでしょう。

ですから、医学にとって生命とはいまだ何であるのかが分からないのです。さらに言えば、生命現象に付随する病気とは一体何であるかも。

ただ具合が悪くなると不都合なので、さまざまな医療的対処をしてきただけなのです。

ここでは私が知りえた生命の創出・自己組織化に関するゾクチェン思想をご紹介しましょう。生命具現の流れというか揺らぎが病気の発症とも関係していると思われるためです。

その前に、私たちが想像を絶した世界に生かされていることについて触れましょう。

人間の知覚する三次元世界が構築されることに関して、量子力学者のディビット・ボーム（プリンストン大学助手の時、同大学のアインシュタインと手紙で意見を交わしましたが、量子力学の不確定性を好まなかったアインシュタインとの間に、意見の一致は一つも得られませんでした）は政治的な問題からイギリスへ渡り、思想家のクリシュナムルティと親交を深め、「潜在的秩序」という理論を提唱しました。

ボームのモデルにあっては、潜在的に、すべての物質、情報、時間、空間、精神等、すべてがたたみこまれた秩序が根源にあって、それが展開というか具現化したものが、私たちの身の回りにある、目に見え認識・体験できる宇宙（「明在系」）ということになります。すなわち、この世の背後に、もう一つの眼に見えない、気づくことのない宇宙（「暗在系」〈あの世〉）があると考えたのでした。現象界はこれが具現したものです。般若心経の「色即是空。空即是色」のあの世である「空」が「暗在系」。「色」である現象世界が「明在系」なのです。

この「潜在的秩序」は、私たちが見るような一方向性のものではなく、背後やすべての角度から見た全体的な光景の情報を、レーザー光によって、波状の干渉パターンとして写真乾板に収めたホログラフィーに譬えられます。もっともそれは、根源的リアリティを秘密の部屋とするならば、部屋そのものではなく、そのドアを開ける鍵の暗喩というべきものかもしれません。ホログラム乾板は、いくら小さく切っても、レーザー光を当てると、全体の映像がダイナミックに浮き上がります。乾板を切り刻んで、小さくしすぎると解像力は弱まりますが、部分に全体は保たれたままです。神秘思想家のウイリアム・ブレークが「一粒の砂に宇宙を見る」といい、華厳経にもそのような宇宙観の記述が見えますが、まさにそれと同じ世界像を表現したものです。

一方、振動する粒子を扱う量子論には、宇宙の根本的な実在は、スピンしたり、回転したり、振動したりする「ひも（ストリング）」のような物体であるという考え方、すなわち「ひも理論」が登場しました。

それが発展した「超ひも理論」を一言で言えば、10のマイナス33センチメートル（プランク・スケール）の幅をもち、長さは宇宙の直径（10の28乗センチメートル＝百五十億光年）で、十次元からなる法外な張力をもつ「ひも」がねじれ、旋回し、スピンし、振動し、結ばれたりほどけたりと、あらゆる運動を行うことによって生じる振動波が、さまざまな素粒子に相当すると同理論は主張します。一方、これが展開した「ヘテロひも理論」では、「ひも」の閉じたもの、開いたものなど、さまざまなものが提案されています。次元の異なる時空が同一の閉じた「ひも」に付随すると、この宇宙と並行して存在する「影宇宙」ともいえる別世界の存在が想定されることになります

最近、広くコンセンサスを得始めているのが「ゼロ・ポイント・エネルギー・フィールド」（量子真空。私はゼロ・フィールドと呼んでいます）です。この世で生じる波動としか呼びようのない振動エネルギー（想念や行為に限らず宇宙まったくの物理的活動）がすべてそこに蓄えられるのです。仏教で言う「アーカーシャ」に相当するものと捉えられます。稲田さんは著書の中でＡ（アカシック）フィールドと書かれましたが。

その「場」（原子がない空間なので、宇宙空間だけでなく、体内、脳神経の内部にも存在すると考えられます）に潜在的に蓄えられるエネルギーはサイコロ大の空間に原爆一兆個に相当するものが潜在的に（計算上）蓄えられると想定されています。

そこには想念や行いを含めて、ありとあらゆるもののエネルギー的振動が記憶痕跡として刻印・保存されると考えられているのです。

私たちの脳自体が意識を生み出すのではありません。ものを識別する際は、瞬時に同場から記憶痕跡を脳神経細胞が取り入れて、対象物と無意識裡の照合を行うのです。要するに脳は意識活動を展開する場と言えるのです。

もっともこの説は神経細胞の細胞膜等の量子的振動が関与するボース・アインシュタイン効果をもとにしています。これが常温で観察されるかどうかはいまだに不明です。

麻酔科医でアリゾナ大学・脳センター長のハメロフとケンブリッジ大学教授（S・ホーキングと同僚）で量子物理学者であるロジャー・ペンローズは特に神経細胞内のマイクロチューブル（梅毒スピロヘータの尾のような細胞内微細管）が意識の展開に関与するという説を提唱しています。

一方、物質が安定して存在できるのも、このゼロ・フィールドが背後にあるからと考えられています。電子が、原子核の周りを減速することなく運動し続けることができる。質量、重力それに慣性が測定できるのも、同フィールドに起きた攪乱に起因するとの説もあります。

私たちの「生命」もここから生じるとしか考えられません。

これが意味するところは、同フィールドが、宇宙の自己再生的な一大基底状態にあるエネルギーのタペストリーであり、万物創造の力を秘めたあらゆる場の「場」ということなのです。

同フィールドに関して興味を示された方は、アーヴィン・ラズロー、リン・マクタガート、ジョン・デビットソンらの本をお読みください。

古代中国にあって稀有な識者であった老子は、「天と地の間にある世界は、からっぽの『ふいご』のようなもの（無）であり、そこから万物が生じる」と喝破しました。要するに無から有が生じるというのです。ただし、彼も生身の人間でした。過酷な世界を生きたのでしょう。「天地に仁愛などない。人の生命は藁の犬のようにあしらわれる」と言っています。

ゾクチェン思想の衝撃

私はドイツの宗教学者であるヘルベルト・ギュンターの『The Matrix of Mystery（神秘のマトリックス）』（Shambara）を読み、十四世紀チベットで大成されたゾクチェン思想のことを知りました。

「ポイエーシス」という古代ギリシャ哲学の言葉は、たとえば植物が自分の力で、自分の内部にしまいこまれているプログラムをもとにして、発芽し、成長し、花をつけ、結実を行っていく、このような「自然」なプロセスの本質を表現するために使われていたものです。しかも、古代の哲学では、その言葉は「ロゴス」というもう一つの言葉とまったく同じ意味を持つものと考えられていました。

自然には「ロゴス」が内蔵されています。そして、その「ロゴス」は、自然界では、とくに「ポイエーシス」というかたちをとってあらわれることになるのです。ですから、「ポイエーシス」という言葉を使って、生命の発現やその偏りと考えられるがんといった「病気」のことを考えようとしているときには、人はさらにその奥に潜んでいる存在の「ロゴス」のことを前提にしながら、ものの本質を探っていることになるのです。それればかりか、「ロゴス」という言葉は「存在」とまったく同じ意味を持っている、ともギリシャの思想家たちは考えました。まさに、ゾクチェンもまったく同じなのです。

ゾクチェンでは、すべてに遍く遍在する「根源場」（あの世）を原初的な知性体であるサマントバトラで象徴させました。それはクンツサンモ（陰の性質を帯びたもの）とクンツサンポ（陽の性質を帯びたもの）を潜在的に内蔵したものであり、後述しますゴオウは、まさに「ゼロ・フィールド」に対応するもののように思われます。

その「存在の根源」の究極的なイメージを、強いて言語化して表現すれば、ゴオウ（本体。存在への起因性を内因する原初的知性）、ランシン（自性）とトクチェ（包摂力ないし慈悲を孕んだ純粋知性。トクチェ（tshogs とは本来、慈悲という日常語だそうです）ということになります。しかし、存在とは分割することのできない全体です。ゾクチェンは、人間的な知性作用を、もっと奥深いプロセスと結びつけながら、新しい実存的認識の地平を切り開こうとします。

生命はまず、リクパ（よくダライラマが講演で言及します）というエネルギー性の知性体が放射し、膨張し、拡大する。そこにイエシェという多層性の空間的原基が形成され、その量子的変動から「仮想光子」が生じる。
それが見る位置というか、見方によっては、太陽光が水滴の層によって分解・反射され虹として認識されるように、大日如来を中心とする阿弥陀如来などの原初的で清らかな水のように清冽な純粋意識として認知され、さらには、ある面から見れば、〈気〉〈運〉〈縁〉という言葉でしか表しようのないものとして現わされ、言ってみれば次元を変えながら最終的には私たちの身体、脳の働き、言霊というかたちで表現されることになるのです。ここには受精といったことや遺伝子ＤＮＡは度外視されます（遺伝子はタンパク質合成の設計図にしかすぎず、それが発現してどのような形態あるいは働きを示すかは、影の非エネルギー場である〈気〉によって決められるものと私は今でも理解しています）。

インド仏教の影響を受けながらも、独自のミトバ（無思考）や臨死体験のような修行を介して「生」をその極限まで洞観したゾクチェン思想が「生命」の根源からのその発現に際して人智を超えた純粋で清冽な水のように清澄な知性という側面を垣間見せるという点に私は感嘆を禁じえません。このような金剛五智を同思想は仏教の深層心理部門である「唯識」で言われている基本的な五つの意識が「転じた」（純粋・浄化した）ものとみなしています。

時間は連続するものではありません。それ自体は流れないのです。それは創造が「リクパ」や「仮想光子」の内在する量子論的な時間の不連続性に支えられて行われるからです。存在と時間との関係は、「存在即時間」。存在の認識が、時間を要請するのです。言ってみれば、私たちは、創造に伴う生命の流れのプロセスを「命」として具現したものであり、「時間」が流れると錯覚しているだけではないでしょうか。

「霊的存在（原初的身体）」の意味するもの

私は「魂」とか「霊」という言葉については、実は慎重に扱っているつもりです。脳がどのように損傷しようとも、どこかに活動する領域があればこそ臨死体験もできると思っていたからです。要するにすべてがこの世、言ってみれば私たちが生命活動を営むこの世界では、脳を介する意識活動によってものごとが解釈されていると思いたかったのです。

ところが、最近、前述しましたが「霊」としか言いようのないものが肉体を具現化してくれる両親を選ぶとか、単一遺伝子の変異に対応するダウン症候群のような疾患になることを選択するといったことを話す子供もいるという事例を蒐集・調査している方ともお会いしました。

『太陽と月の結婚』に書かれている再生のバルドにある魂（霊）は、次にどのような形で生命活動をするかが分かると言っています。

生命体の再生は疑うまでもなく私たちが体験していることですが、宇宙の「主宰者」としか言えない存在は、私たちに「自由意志」なるものを与えたのでしょうか。

私は意識の展開（思考活動）が脳神経だけによるものと思い込んできました。それはニューロンの巨大かつ微細なネットワークを形成するフィラメント（細胞微小管）や細胞膜構造に由来する、フレーリッヒ波やソリトンと呼ばれる特殊な孤立波などによって、抵抗や摩擦がなく、あらゆる方向に流動する魔法の液体のような、すなわち超電導的な電場が生まれるものと脳量子力学から考えたかったからです。しかし、これらはあくまでも物理学的な条件下で見られるもので、生体というほぼ37度という条件下で見られるものかどうかはいまだ定かではないのです。その意味では細胞自体も細胞膜の量子的振動を介して、脳神経と形は違え、ある種の意識と関連することになってもおかしくはありません。

さらに、視点を転じれば、現代の科学ではわからない、実体としてはまったく不明の「振動」としか言いようがない超電導的な存在、すなわち「霊」としか呼びようのない存在（生命の創出・自己再生のプロセスで提示される生命体のジェノタイプで、実際には顕在化されない潜在的な遺伝子型）が、根源的な意識というか原初的な意識活動に関与する可能性を否定することはできないのです。それが言葉として表現されるのは、脳神経がゼロ・フィールドから記憶痕跡としての知性的エネルギーを取り込み、それを展開したとしか思えません。

私は霊（魂）を同思想の生命の自己創出で展開する際に提示する具体的（五感で捉えられる）な段階以前のプレジェノタイピック・プログラム（遺伝子が発現する前の潜在的状態で感知できない）で現わされる感知されることのない原初的身体として捉えてみたいのです。これが肉体を離れ、オート・ポイエーシスのサイクルとどのように結びつくかについてはギャップが残りますが。

すべては私たちの知性を超えたところにあるようです。

がんの「縁」と「運」が変わるとき

話をいったんゾクチェン思想に戻しましょう。

〈縁〉と〈運〉は私が勝手にそう呼ばざるを得ないので、勝手に書いたものであり、もとはと言えば、それぞれ、phrin-las：「ティンレイ：至的モードの活動の起因となる内因的、潜在的ポテンシャル」；yon-tan：「ヨンテン：創造ポテンシャルとしての動的根源」を意味します。

「この世の存在が目に見えない微細な振動とも言えるエネルギーとしか言いようのないもので成り立っている」としか表現できないのであれば、〈縁〉はすべてが私たちの感知できない微細レベルでお互いに緊密に繋がりあっていることを表しています。

〈運〉とは…

私の仮説を述べましょう。ゼロ・フィールドの奥深くに繋がれば、身体も〈運〉が変ることによって変化

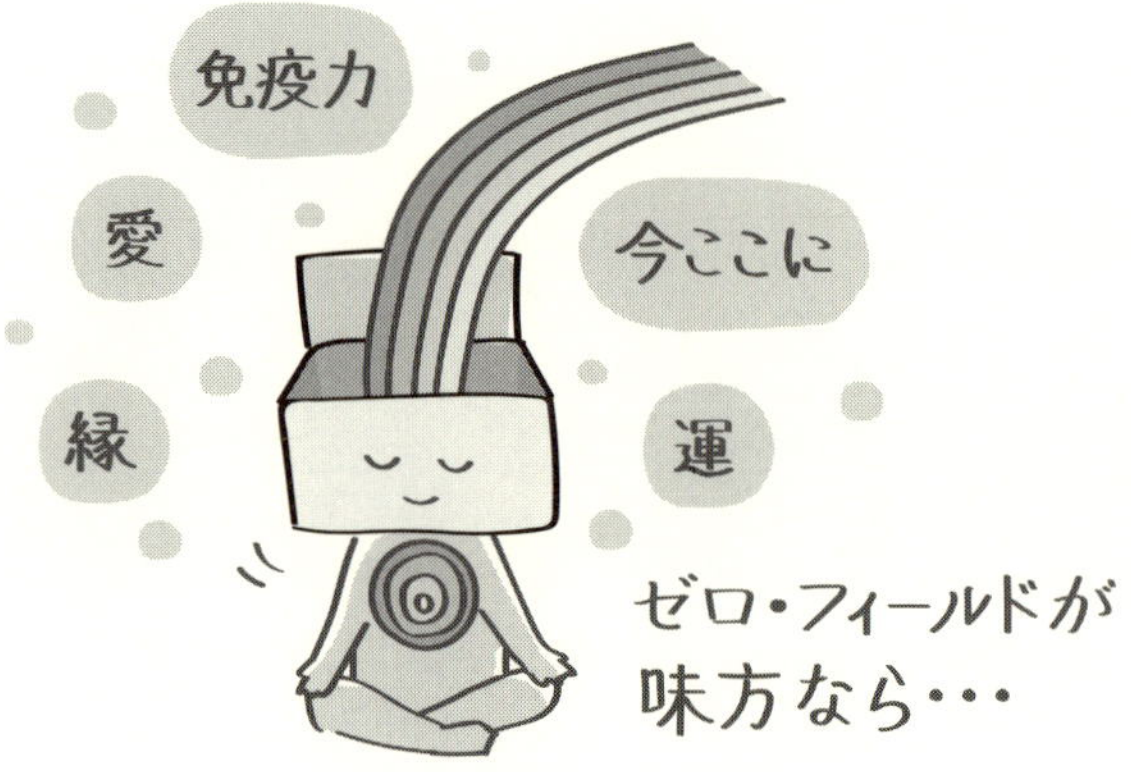
免疫力
愛
今ここに
縁
運
ゼロ・フィールドが
味方なら…

します。たとえば、レモンを味わうことを想像するだけで、唾液が出るといったように。右脳・前頭前野を介してゼロ・フィールドの深部に繋がれば、がんという面から見た場合は、抗腫瘍免疫能が活性化されることになるのです。

しかし、〈運〉が変らないこともありうるかもしれません。それを「運」のなせる業と私は捉えざるを得ないのです。

今回、日本からアメリカに戻る際、東京工業大学・名誉教授の書かれた本を頂き、空港のラウンジで読みました。その一部を抜粋します。

「指導光と連なる霊達は、あなたの両親を選んで入っております。素の魂であるあなた自身は、親を選ぶという力さえないのです。魂が弱く邪念悪想念を常に抱いて波長が低い人は、低級霊と波長が合い、憑依されやすくなります。それによって病気や色々な現象が現れるのです。憑依されやすい人のことを憑依体質と言います。いつも陰気で、すべてを周りのせいにして悪く悪く考えて、自信がなく、閉じこもって病気がちの人です。そのような波長を彷徨っている霊は、『それっ』とばかりに入ってきてしまいます。ですから、まず自分の魂の存在に気づき、魂の力を強くしていかなければなりません。少しでも自分の波長を清らかに高め、宇宙エネルギーを取り込み、魂の向上を続けることです」

この方は霊能者の女性と一緒にがんの治療にも携わっておられます。

「生命の実相」など私たちに分かるものなのでしょうか。この表現はゼロ・フィールドにアクセスし、情報を取り入れやすい、いわゆる霊能者のイメージをもとにして作られた物語のような気もしないではありません。でも、霊の存在は気になります。

かけがえのないこの今がすべて!

日本から戻って、私はひどい肺炎となりました。プロポリス液を入手し、お湯かスパークリング・ウオーターで薄めて飲むことによってほぼ回復したところです。

プロポリス抽出液中の抗がん物質は一種の「細胞刺激剤」なのです。

もちろん実際に、同抽出液は、通常飲用する量を超えても(例えば一日当たり数百ミリリットル程度でも)、疲れが取れる、肝機能が改善される、風邪が早く経過するなど体調が良くなることはあっても、何ら毒性を示さないのです。

一般に、毒物にはホルミシス(ギリシャ語で「興奮」を意味する)と呼ばれる特性があります。ごく微量の毒（というより刺激剤）が全身的な刺激となって、症状を経過させるというものです。プロポリスで高血圧症や糖尿病の症状が改善されることもよくあることです。

しかし、がんの治癒はこうした疾患のそれとはまったく様相を異にするようです。

肉体を持った私たちの生命現象の営みは、必ず消滅します。

しかし、死に直面するようながんを患うことは、人生を完結する前に「純粋な心の底からの〈気づき〉に派生する〈愛〉を持って生きなければならない」ことを理解するためのかけがえのない贈り物ではないかと私は思っています。

この場合の〈愛〉とは、自己の消滅・滅亡を前提としたうえで、すべての「存在」を「無思考」のうちに心の底からあるがまま肯定するような立場に立つことを意味するものです。

「今ここに在る」ことこそが、命の完全な表現なのです。

「今この一瞬しかない。かけがえのないこの今がすべて」と思われ、病気のことなど脇に置き、この生をまったくの別人のようになって楽しむとともに、なすべきことをなすことによって、精一杯この世を生きられますように！

エピローグ

故・稲田芳弘さんは「じあいネット」(「じあい」は慈愛・自愛に由来するものです)を立ち上げられ、「気・血・動の調和」によってがん呪縛からの解放を目標に、「がんとどのように向き合い、対処したらよいか」について全身全霊を込めて説かれる活動をなさりながら、志半ばでお亡くなりになられました。

具体的にはジャーナリストの立場から「千島学説」を基に元の気に帰るための哲科学を展開し、歴史や時代を交錯させた生命論的ながん対処法を紹介されたのです。ガストン・ネサーンのソマチッドの消長と免疫力との関連にも触れています。

稲田先生が私を講演に呼んでくださったのは、私が研究過程で偶然開発することになった「プロポリス」によるまた少し異なる対処法もあってしかるべきとお考えになったからではないかと思います。

しかし、その際、私はその役を十分に果たせませんでした。

ですから、今までの私の経験に基づいたお話をこの場でさせていただいているつもりなのです。稲田さんが横にいらっしゃるのを意識しながら。

先にも書きましたように、私は「運」に導かれ、がんの治癒を体験しました。そして、得られたがんの自然治癒を誘導する仮説を検証してきたのです。しかし、解明できない深い謎はいまだ残ったままです。

私は治癒を模索している間、代替医療などには目もくれず、「意識」の勉強に没頭しました。今になって思えば、本命の二つの抗がん物質（PM－1、PRF－1）を何としても臨床実験に持ち込めるようにするとか、がん細胞がリンパ球の攻撃を防ぐメカニズムを研究してもよかったのではないかと思うときもありますが。一方、プロポリスの抗がん物質の発見と研究を通して、「真の薬」とは何かという命題を解決すべく「運」や「縁」を介して、一つの使命を与えられたような気もします。

PRF－1は他のものとは異なり、水溶性の抗がん物質です。極めて弱い細胞毒性を示します。プロポリス抽出残渣の熱水抽出液を飲んで乳がんや骨転移がんが消えた例があります。同物質が関与したものと思われます。もっとも、免疫担当細胞に刺激を与えたと取れば、現代医療で言うところの「薬」として開発する必要はないという言い方もできることでしょう。

ともかく、とりあえず私の念願だった「がんを治す」という課題の一端は解決されました。

長年の疑問だった「人はなぜ生きるのか」について考察しながら、「霊」や「運」の存在と折り合いをつけるようなことを試みることに余生を費やすつもりです。

これがこの種の私の本では最後のものとなるかもしれませんが、執筆を勧めて下さり、手間ひまのかかる編集作業を惜しみなくしてくださった、故・稲田先生の奥様である稲田陽子さんには心からの謝辞を申し上げます。

来年からは講演も辞めようかとも考えています。「自分で対処してがんは治すものだ」という考えも徐々に広まりつつあります。それに、私よりも分かりやすく、がんに対する対処法を誘導する方法を私が及ばないほど上手に演出される方も日本では増えてきましたので。

くすむ人はみられぬ　夢の夢の夢の世をうつつ顔して

『閑吟集』

生まれ生まれ生まれ生まれて生の始めに暗く、死に死に死に死んで死の終わりに冥し

空海『秘蔵宝鑰』

Reality is merely an illusion, albeit a very perfect one.
実在はどのように完璧に見えようとも、所詮幻想にしか過ぎない。

アインシュタイン

皆さま、善き生を送られますように！

参考・引用文献

“The Tibetan Book of the Dead”：Karma-Glin-Pa,Walter Evans-Wentz, Oxford University Press
“Sacred Tibetan Teachings”：Giacomella Orofino
“Phaedo”：Plato, Oxford World's Classics
“Many Lives, Many Masters”：Brian Weiss, Fireside
“Matrix of Mystery”：Herbert Guenther, Shambhala
“Mappng the Mind”：Rita Carter,University of California Press
“Microbe Hunters”：Paul de Kruif, Harvest Books
“Genius Belabored：Childbed Fever and the Tragic Life of Ignaz Semmelweis”：Theodore G. Obenchain, University Alabama Press

『「ガン呪縛」を解く』（稲田芳弘／ＥＣＯ・クリエイティブ）
『抗ガン剤で殺される』（船瀬俊介／花伝社）
『がん 生と死の謎に挑む』（立花隆・ＮＨＫスペシャル取材班／文春文庫）
『グレース＆グリッドー愛と魂の軌跡』（ケン・ウイルバー／春秋社）
『覚醒の真実』（清水友邦／ナチュラルスピリット）
『患者よ、がんと闘うな』（近藤誠／文藝春秋）
『がんが消えた』（寺山心一翁／日本教文社）
『新生地球の歩き方』（川田薫・はせくらみゆき・山内尚子／きれい・ねっと）
『生命の起源と生化学』（オパーリン／江上不二夫／岩波新書）
https://ja.wikipedia.org/wiki/ 野口英世

松野 哲也

1942 年横浜市生まれ。
東京大学・理学部・生物化学科卒。同大学・教養学部・化学教室、医学部・生化学教室、医科学研究所・腫瘍ウイルス部門を経て、博士課程を修了（理学博士）。慶應義塾大学・医学部・分子生物学教室特別研究員、国立予防衛生研究所（現・感染症研究所）室長。ウイルス・ワクチンの国家検定を行い、保健行政に関与。
その一方、がんの基礎医学的研究や抗がん物質の探索に取り組む。
1996 年渡米。コロンビア大学がん研究センター教授。現在はニュージャージー州で Laboratory of Noetic Science を主催。
著書：学術書以外に『ゼロ・フィールド・システム』『ガンは怖くない』『プロポリスでガンは治るのか』『がんは誰が治すのか』『現代医療を超えて』『病気をおこす脳　病気をなおす脳』"Propolis"　"O Efeito Terapeutico da Própolis"、共著として『癌では死なない』がある。ブログ：http://www.ameblo.jp/noetic123.

続・がんは誰が治すのか
治るがんの愛と運の法則
〜松野博士のがん治癒「プロトコール」

2017 年 5 月 26 日初版発行
著者　松野哲也

編集・発行人　稲田陽子
発行所　Eco・クリエイティブ
〒 063-0034 札幌市西区西野 4 条 10 丁目 10-10
Tel&Fax011-671-7880

ISBN978-4-9909592-0-3